D1942148

Ursula Karven

Entspannt durchs Jahr

Mit Yoga durch die Jahreszeiten

arsEdition

Ursula Karven, geboren 1964 in Ulm, ist dreifache
Mutter, Schauspielerin und Autorin.
Seit 1999 beschäftigt sie sich intensiv mit Yoga.
Nach vielen Jahren in Los Angeles und auf Mallorca
lebt sie mit ihrer Familie in Berlin.

Auf die Idee, Yogaübungen an die Jahreszeiten anzupassen, kam ich, weil ich selbst die Veränderungen im Jahreszyklus sehr deutlich wahrnehme. Wenn sich die Natur zu wandeln beginnt, spüre ich diese Veränderung in meinem Körper. Jeden Frühlings- und Herbstanfang habe ich am meisten zu kämpfen, ich fühle mich oft müde und abgeschlagen. Ich glaube, dass es ganz vielen Menschen so geht, wenn auch auf unterschiedliche Weise, da wir alle einzigartig sind. Aber mit Sicherheit erlebt jeder starke und schwache Phasen während des Jahres. Deshalb habe ich dieses Programm entwickelt – einfache Yogaübungen für jede Saison, die uns helfen, unser Gleichgewicht zu finden.

Ein Lehrer von mir sagte mal: „Wenn du jeden Tag acht Minuten Yoga übst, ändert sich dein Leben." Er hatte recht. Für diese Übungen müssen Sie jeden Tag nur acht Minuten einplanen. Und Sie werden sehen: Ihr Leben wird sich ändern.

Also, fangen wir an.

Namasté.

Ursula Karven

ALLGEMEINE TIPPS

Eine der wichtigsten Grundsätze im Yoga ist „Ahimsa“ – Gewaltlosigkeit. Das gilt ganz besonders für Sie selbst! Bitte führen Sie alle Übungen so aus, dass sie Ihnen guttun, und überfordern Sie sich in keiner Haltung. Sie haben die Möglichkeit, jede Asana Ihrem Körper und Befinden entsprechend zu variieren – zum Beispiel können Sie bei Übungen im Vierfüßlerstand gerne eine Decke unter die Knie legen, falls diese schmerzen. Benutzen Sie Hilfsmittel wie Decken, Kissen und Gurte zur Unterstützung, um sich achtsam und sanft in die Position zu begeben. Seien Sie dabei kreativ und vertrauen Sie Ihrem eigenen Gefühl, denn niemand kennt Ihren Körper und seine Grenzen besser als Sie selbst.

Atmen Sie die ganze Zeit, während Sie üben, sanft und gleichmäßig durch die Nase. In der Haltung können Sie in Gedanken bis zu einer bestimmten Zahl Ihre Atemzüge zählen – steigern Sie die Zahl der Atemzüge nach und nach. Das Ziel ist, die Asana irgendwann mit ruhigem Atem möglichst lange zu halten, ohne dass Sie „außer Atem“ kommen – dabei sind im Grunde keine Grenzen gesetzt.

WIE SIE DIESEN AUFSTELLER BENUTZEN

Für jede Jahreszeit werden spezielle Ernährungstipps, Asanas (Yoga-Positionen) und eine Meditations- oder Atemübung vorgestellt. Insgesamt erlernen Sie pro Jahreszeit zwölf Yogahaltungen – jede Woche eine. Blättern Sie einfach jede Woche einmal um, und nutzen Sie jeden Tag, um zusätzlich zum Basis-Aufwärmprogramm die neue Asana zu verinnerlichen. Am Ende der Saison ergibt sich daraus eine zusammenhängende Übungssequenz, die Sie auch im Fluss – als sogenannten „Flow“ – ausführen können. Hierzu finden Sie am Ende eine Skizze, die den Ablauf erläutert.

Nach meiner eigenen Erfahrung braucht man im Frühling anregende, im Sommer ausgleichende, im Herbst regenerierende und im Winter beruhigende Einflüsse. Nach diesen Kriterien habe ich die Asanas ausgewählt. Trotzdem müssen Sie sich nicht immer streng an die wöchentlichen Vorschläge halten – ich empfehle Ihnen vielmehr, die einzelnen Übungen und Flows immer dann zu üben, wenn Ihr Gefühl Ihnen dazu rät. Sie können sich auch im Sommer eine beruhigende „Winter-Asana“ aussuchen, wenn Ihr Körper nach Erholung verlangt. Verlassen Sie sich auf Ihre eigene Intuition – sie ist Ihr bester Berater!

BASIS-AUFWÄRMPROGRAMM

Hier finden Sie vier einfache Übungen, die Sie täglich praktizieren sollten. Denn Ihr Körper sollte immer gut vorbereitet sein, bevor Sie mit der wöchentlichen Übung oder dem saisonalen Flow beginnen. Die Übungen eignen sich besonders zur Mobilisierung der Wirbelsäule.

ROCK 'N' ROLL
(Chakrasana-Variation)

Auf den Boden setzen und die Fersen so nahe wie möglich an das Gesäß bringen. Mit den Händen an die Schienbeine fassen. Während der Einatmung mit Schwung auf den Rücken rollen, dabei mit den Armen die Beine umarmen und mit der Nase zu den Knien zeigen. Den Rücken wie den Buchstaben „C“ formen. Einige Male über die gesamte Länge der Wirbelsäule auf und ab rollen und dabei den ganzen Rücken massieren. Beim Einatmen nach hinten und beim Ausatmen nach vorne rollen.

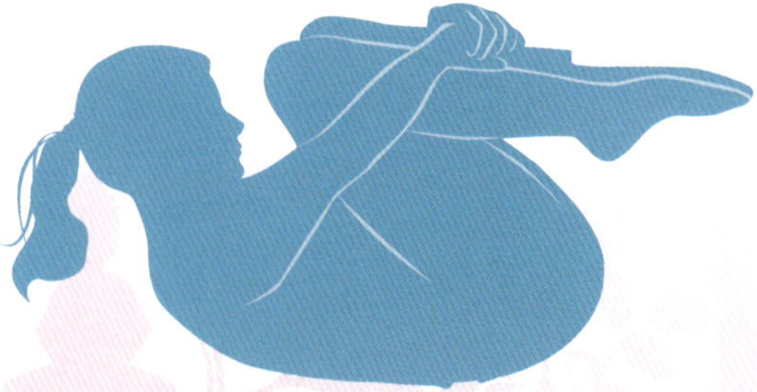

BASIS-AUFWÄRMPROGRAMM

KATZE UND KUH

In den Vierfüßler-Stand kommen: Die Hände sind schulterbreit geöffnet und die Knie befinden sich unter den Hüften. Für die „Kuh“ einatmend das Brustbein anheben, die Schultern zurücknehmen und die Wirbelsäule strecken. Für die „Katze“ ausatmend vom Becken aus Wirbel für Wirbel im Rücken rund werden und das Kinn zum Brustkorb bringen. Im individuellen Atemrhythmus einige Male auf und ab rollen.

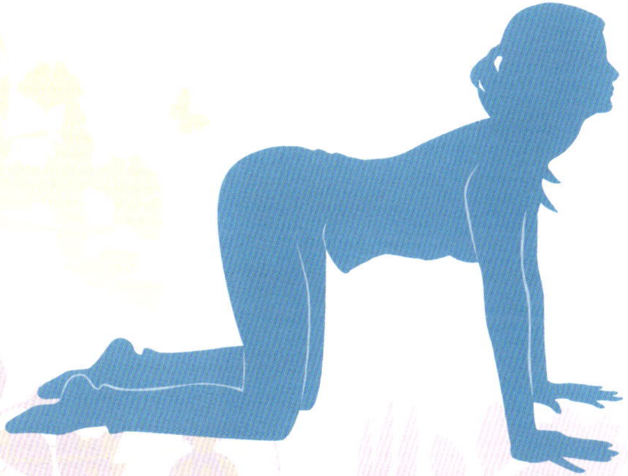

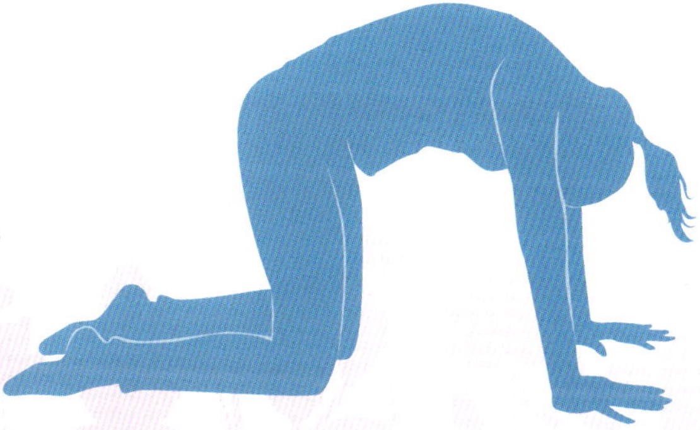

BASIS-AUFWÄRMPROGRAMM

NACH UNTEN SCHAUENDER HUND
(Adho Mukha Svanasana-Variation)

Im Vierfüßler-Stand die Finger weit auseinanderspreizen und besonders Daumen und Zeigefinger fest in den Boden pressen. Die Zehen aufstellen und die Arme ausstrecken. Ausatmend das Gesäß weit anheben und die Beine nur leicht durchstrecken. Darauf achten, dass der Rücken lang und gerade bleibt. Den Kopf entspannt hängen lassen. Mit einer Einatmung den Rücken strecken. Mit der Ausatmung ein Knie beugen, das andere strecken und die Ferse zum Boden bringen. Einatmend wieder den Rücken verlängern und ausatmend das andere Knie tief beugen. Die entgegengesetzte Ferse fest in den Boden drücken. Einige Male im Atemrhythmus die Beine abwechselnd beugen und strecken.

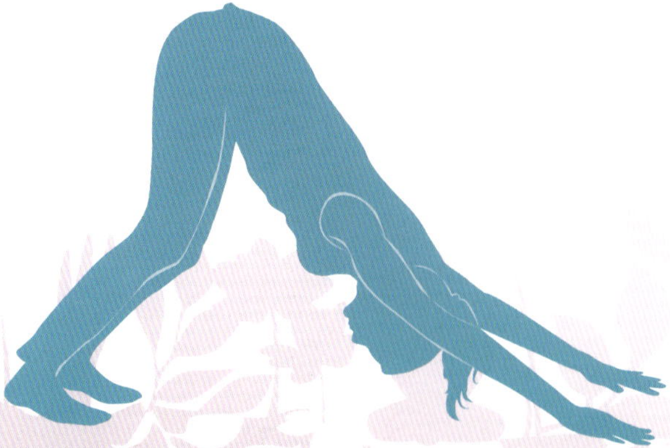

BASIS-AUFWÄRMPROGRAMM

WIRBELSÄULE AUFROLLEN
(Uttanasana-Variation)

Vom nach unten schauenden Hund mit den Händen zu den Beinen zurücklaufen, die Knie dabei stark gebeugt lassen. Auf der gesamten Fußsohle stehen und die Arme nach unten hängen lassen. Gleichmäßig atmen und langsam – Wirbel für Wirbel – den Oberkörper aufrollen und zum Stehen kommen. Am Ende die Schultern zurückrollen und den Kopf aufrichten. Einige tiefe Atemzüge lang den Übungen nachspüren.

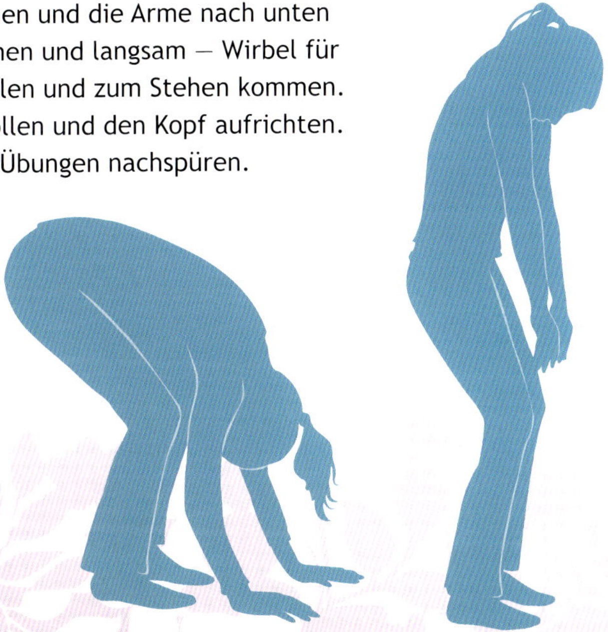

WAS BEDEUTET DER FRÜHLING FÜR DEN KÖRPER?

Im Frühjahr werden die Tage länger, und ich spüre jedes Jahr, dass ich wieder mehr ins Freie möchte. Zum einen werde ich unternehmungslustiger und habe den Drang, mich zu bewegen. Zum anderen kämpfe ich, wie viele andere, mit der Frühjahrsmüdigkeit.

Viel Energie für Neues – die brauche ich jetzt, aber ich muss sie mir auch bewusst holen. Zu dieser Jahreszeit geht es deshalb darum, Altlasten sowohl auf körperlicher als auch mentaler Ebene loszulassen.

Am besten gelingt mir dies mit „Detox“-Maßnahmen oder Fasten in Kombination mit dynamisch ausgeführten und energetisierenden Yogaübungen.

FRÜHLING

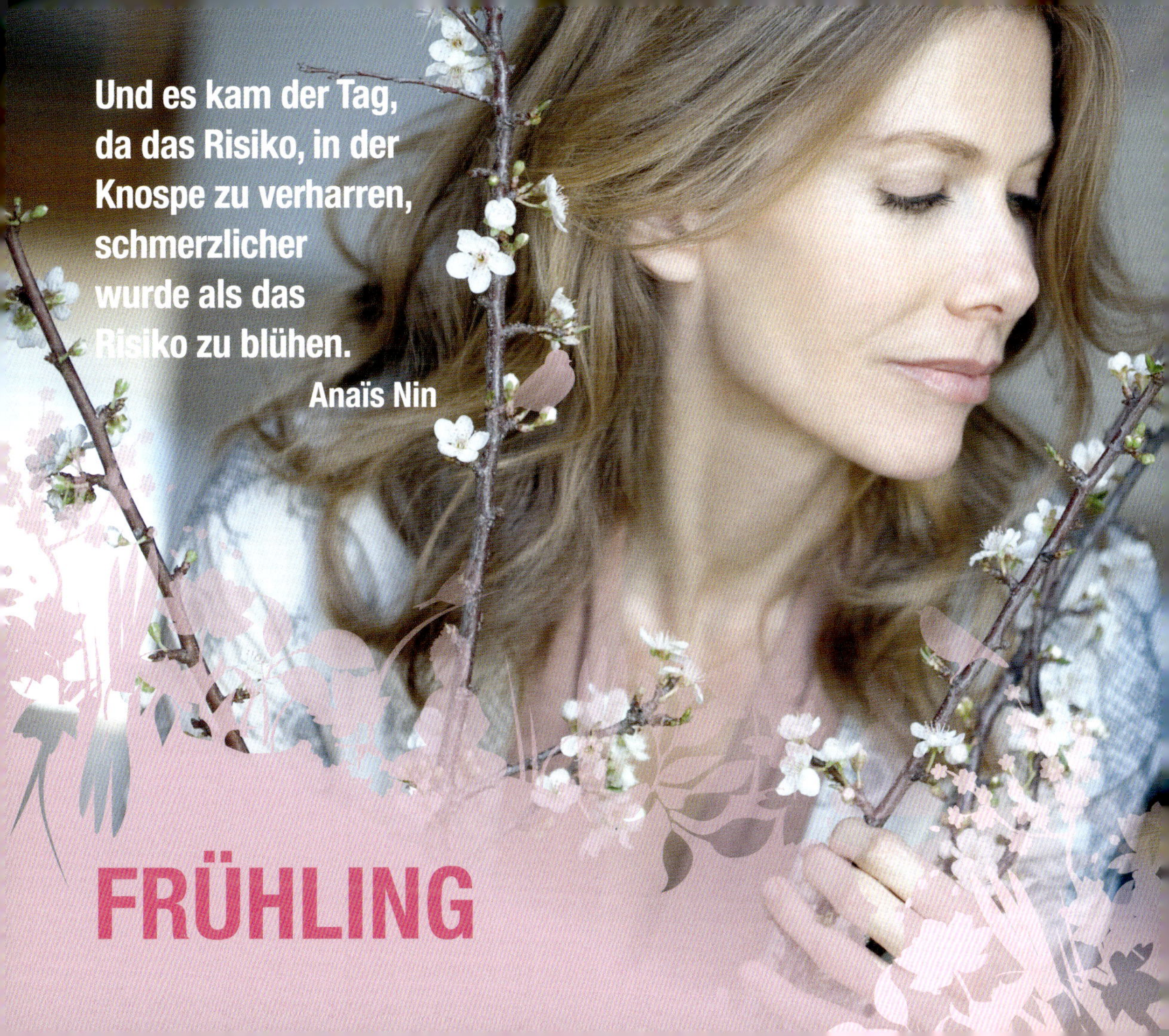

Und es kam der Tag,
da das Risiko, in der
Knospe zu verharren,
schmerzlicher
wurde als das
Risiko zu blühen.

Anaïs Nin

FRÜHLING

ERNÄHRUNGSTIPPS FÜR DEN FRÜHLING

Im Frühling verlangsamt sich der Stoffwechsel und viele Menschen fühlen sich schwerer, müder und langsamer als sonst. Ich habe die Erfahrung gemacht, dass leicht und wenig fettreich zu essen mir jetzt mehr hilft denn je, um meinen Körper nicht unnötig zu belasten. Meine Tipps für den Frühling:

- Viel Flüssigkeit, z.B. heißes Ingwerwasser, frische Säfte und Kräutertees zu sich nehmen
- Für einen Monat auf Fleisch, Alkohol, Kaffee, Schwarztee und Süßigkeiten verzichten
- Weniger Milchprodukte (besonders Käse) essen
- „Scharfe“ und bittere Gemüse wie Rettich, Weiß- und Blumenkohl, Fenchel bevorzugen
- Gerichte etwas schärfer als sonst würzen – so entsteht „Feuer“!

HEISSES INGWERWASSER

Das ist mein Lieblingsgetränk im Frühling! Dafür 4 große Scheiben geschälten Ingwer in 1 Liter Wasser köcheln lassen. Nach Belieben mit dem Saft einer frischen Zitrone oder einer Stange grob gehacktem Zitronengras verrühren. Möglichst heiß trinken.

Das bringt's

Hilft beim Entschlacken und stärkt das Immunsystem.

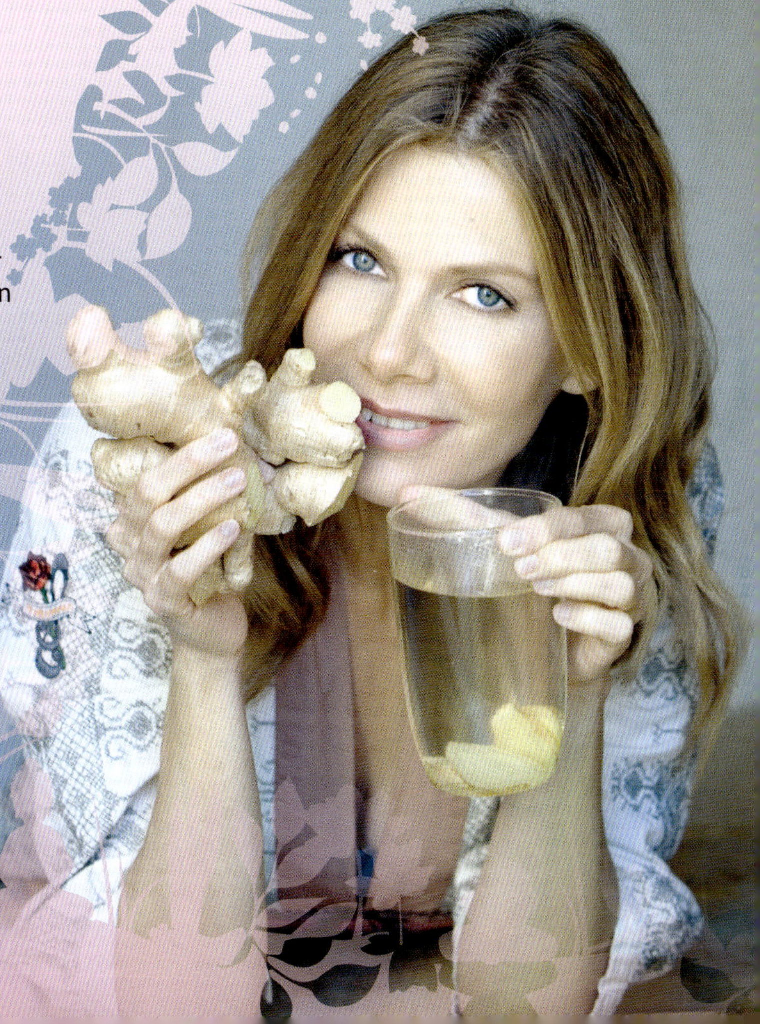

1. BERG MIT RÜCKBEUGE
(Tadasana-Variation)

So geht's

Im Berg (Tadasana; siehe Herbst-Asana 1) mit hüftbreit geöffneten Beinen beginnen. Mit einer Einatmung die Arme über vorne nach oben ausstrecken und auf Schulterbreite öffnen. Ausatmend die Füße fest verwurzeln und die Wirbelsäule verlängern. Einatmend aus dem oberen Rücken sanft nach hinten beugen. Die Arme gestreckt und auf Höhe der Ohren halten. Der Nacken bleibt lang und der Blick ist schräg nach oben gerichtet. Drei Atemzüge halten. Mit der Ausatmung die Arme über vorne neben den Körper senken.

Das bringt's

Streckt den ganzen Körper. Öffnet und weitet die gesamte Körpervorderseite. Dehnt den Bauchraum. Stabilisiert und erdet. Gibt ein Gefühl von Weite und Wachsen.

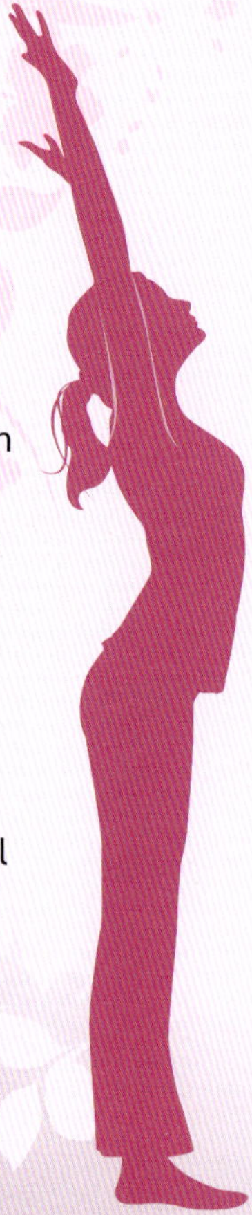

1. BERG MIT RÜCKBEUGE
(Tadasana-Variation)

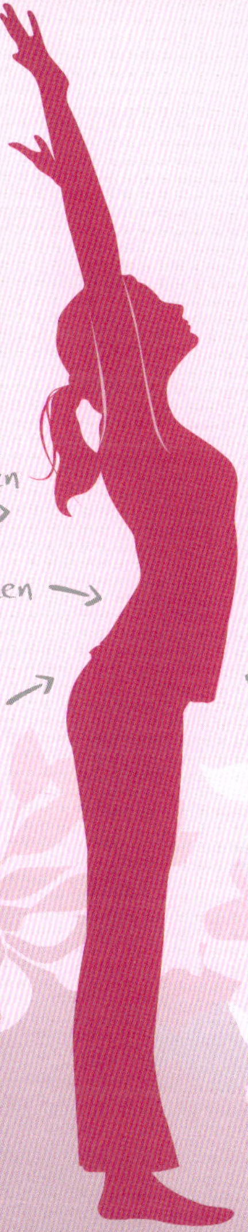
Aus dem oberen Rücken nach hinten beugen
Nicht ins Hohlkreuz fallen
Steißbein nach unten verlängern
Bauchnabel nach innen ziehen

2. VORBEUGE IM STEHEN
(Uttanasana)

So geht's

Mit hüftbreit geöffneten und gebeugten Beinen stehen. Mit einer Ausatmung den Oberkörper nach vorne sinken lassen. Arme, Nacken und Kopf hängen locker nach unten. Tief und gleichmäßig atmen. Mit jeder Einatmung die Wirbelsäule verlängern, mit jeder Ausatmung den Oberkörper stärker loslassen. Flexible und fortgeschrittene Übende können versuchen, in dieser Haltung die Knie mehr und mehr zu strecken.

Das bringt's

Kräftigt die Oberschenkelinnenseiten. Mit zunehmender Beinstreckung Dehnung der Beinrückseite. Dehnt die Hüften. Beruhigt den Geist. Fördert die Verdauung und stimuliert die Nieren.

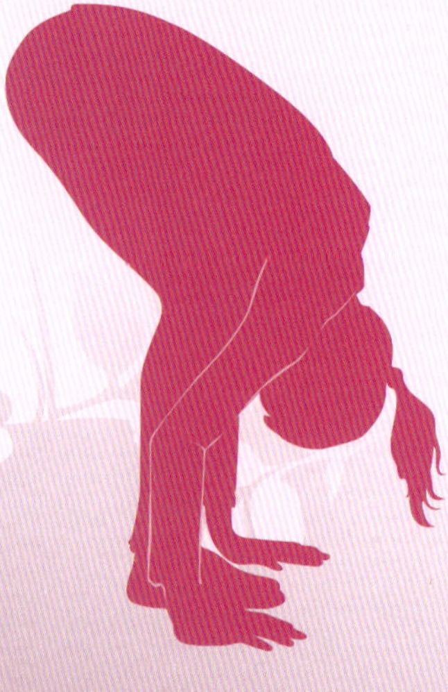

2. VORBEUGE IM STEHEN
(Uttanasana)

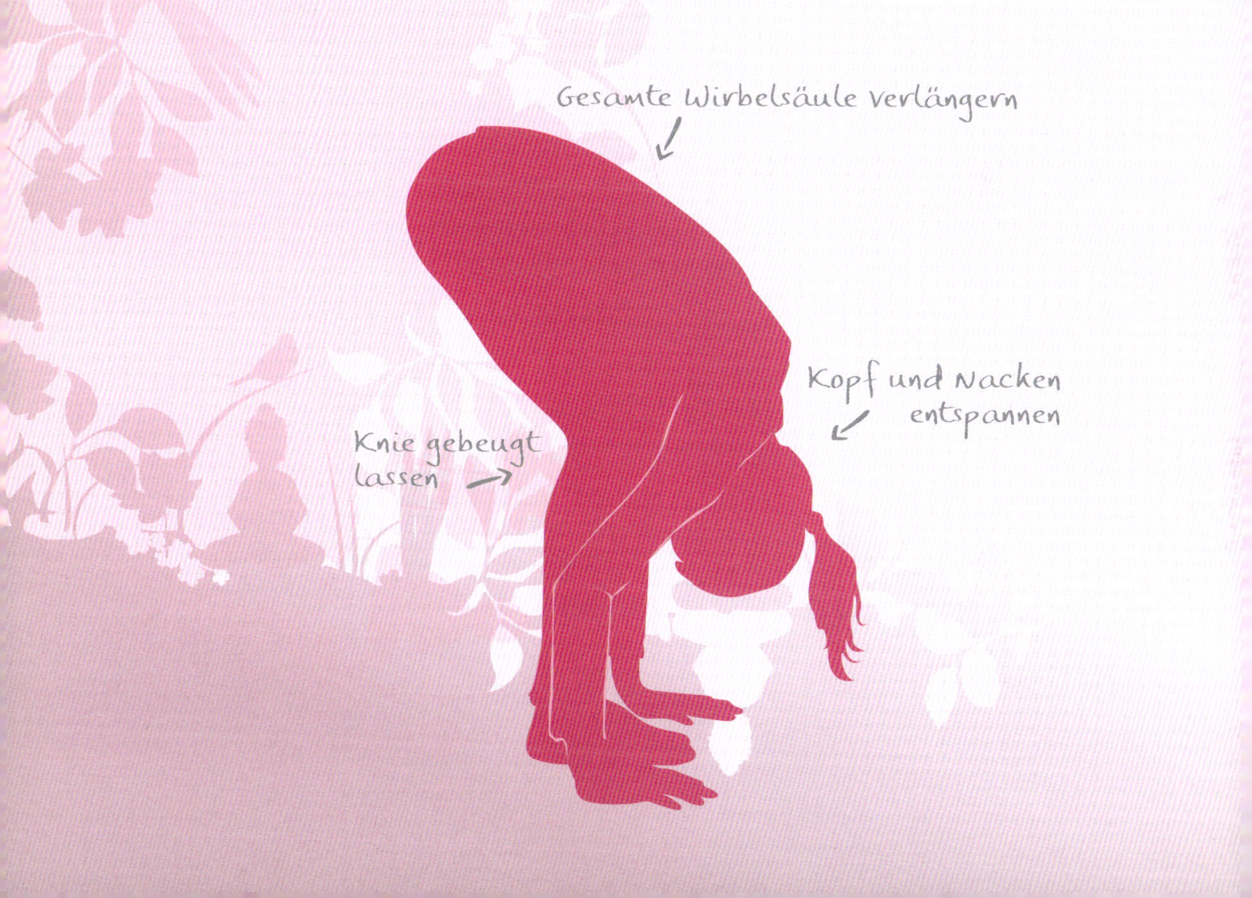

3. VORBEUGE IM STEHEN
(Ardha Uttanasana)

So geht's

Wie beschrieben in Uttanasana stehen (siehe vorherige Übung). Die Beine tief beugen und einatmend den Oberkörper in eine waagrechte Haltung bringen. Die Hände an den Knien oder Schienbeinen ablegen – an der Stelle, die es ermöglicht, den Rücken parallel über der Erde zu halten. Einatmend die Wirbelsäule verlängern und ausatmend versuchen, die Beine mehr zu strecken. Einige Atemzüge lang halten.

Das bringt's

Dehnt die Oberkörpervorderseite. Kräftigt die Rückenmuskeln. Verbessert die Haltung. Stimuliert die Bauchorgane.

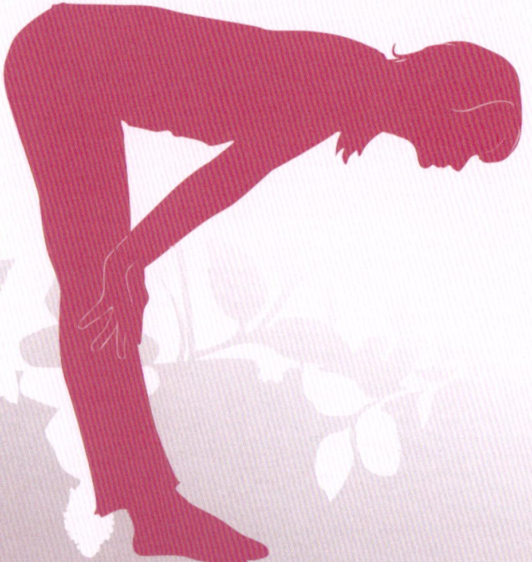

3. VORBEUGE IM STEHEN
(Ardha Uttanasana)

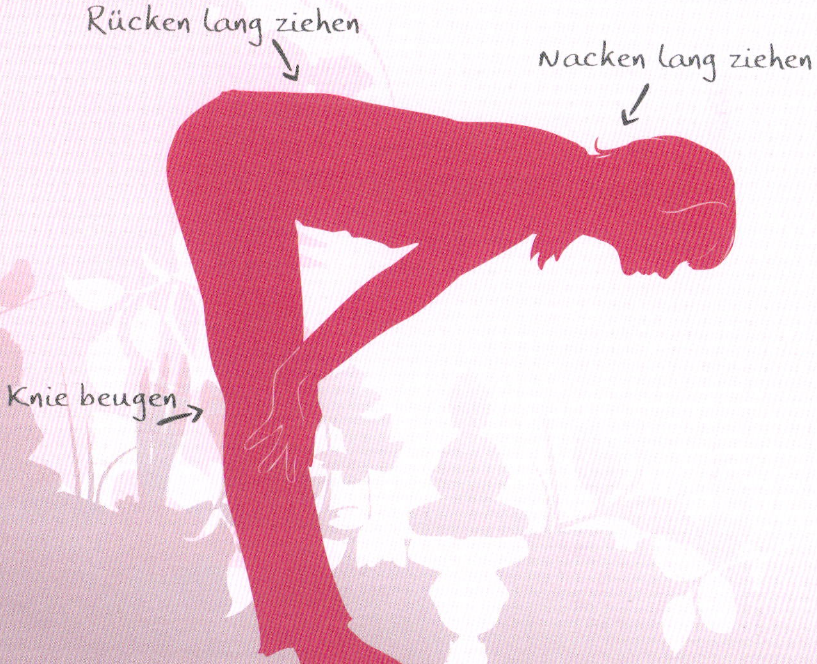

4. AUSFALLSCHRITT

So geht's

Die Hände links und rechts neben den Füßen auf der Erde absetzen, die Knie sind stark gebeugt. Einatmend das rechte Bein in einen weiten Ausfallschritt nach hinten bringen. Die Zehen aufsetzen, die Ferse bleibt in der Luft und schiebt nach hinten. Darauf achten, dass sich das vordere Knie exakt über dem Fußgelenk befindet und das hintere Bein gestreckt ist. Einatmen, auf die Fingerspitzen kommen und den Brustkorb anheben. Den Blick nach vorne richten. Ausatmen und das Becken senken. Einige Atemzüge halten. Die Seiten wechseln.

Das bringt's

Dehnt die Leisten. Mobilisiert die Hüfte. Kräftigt Arme und Beine.

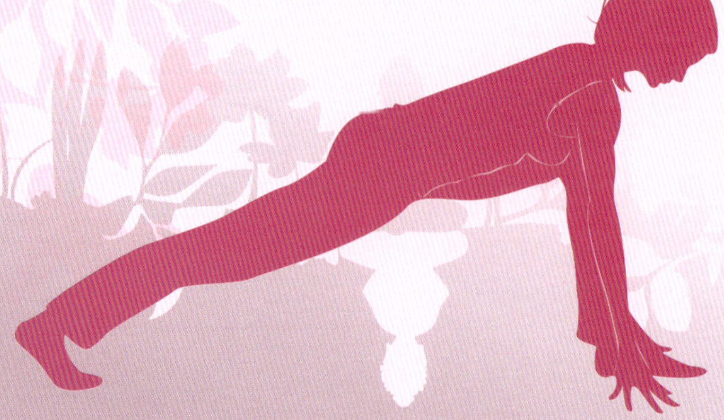

4. AUSFALLSCHRITT

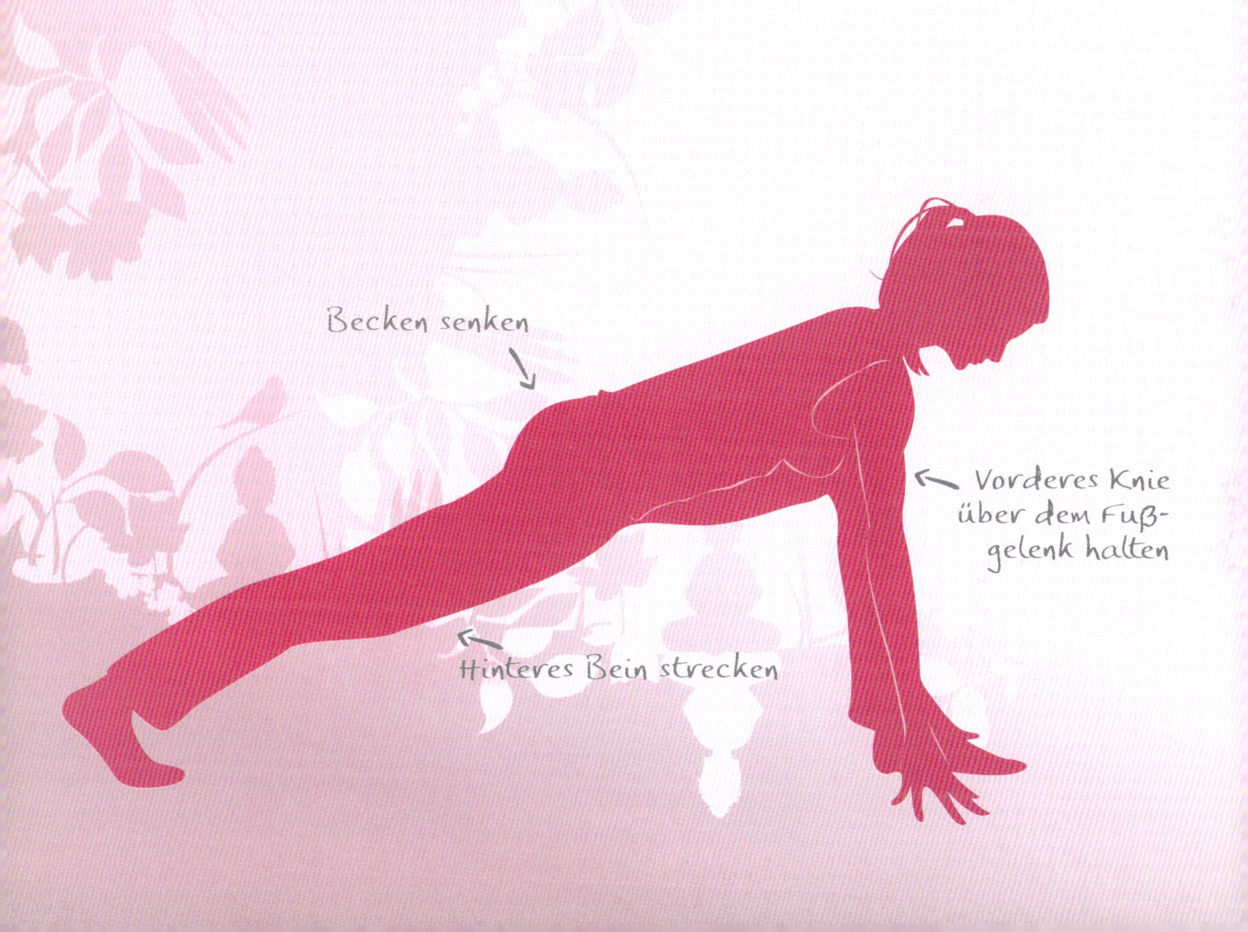

5. BRETT

So geht's

Im Vierfüßler-Stand beginnen. Die Hände befinden sich unter den Schultern, die Finger sind gespreizt. Zuerst ein Bein nach hinten strecken und die Zehen auf den Boden setzen. Eine gerade Linie zwischen Nacken, Oberkörper, Hüften und Bein finden. Die Linie halten und das zweite Bein dazubringen. Die Bauchmuskeln anspannen und darauf achten, dass das Becken nicht nach unten durchhängt. In der Position trotz Anstrengung tief und gleichmäßig weiteratmen. So lange halten, wie es die Kraft erlaubt.

Das bringt's

Kräftigt und formt den gesamten Körper. Stärkt besonders die Bauchmuskeln, Arme, Handgelenke und Wirbelsäule.

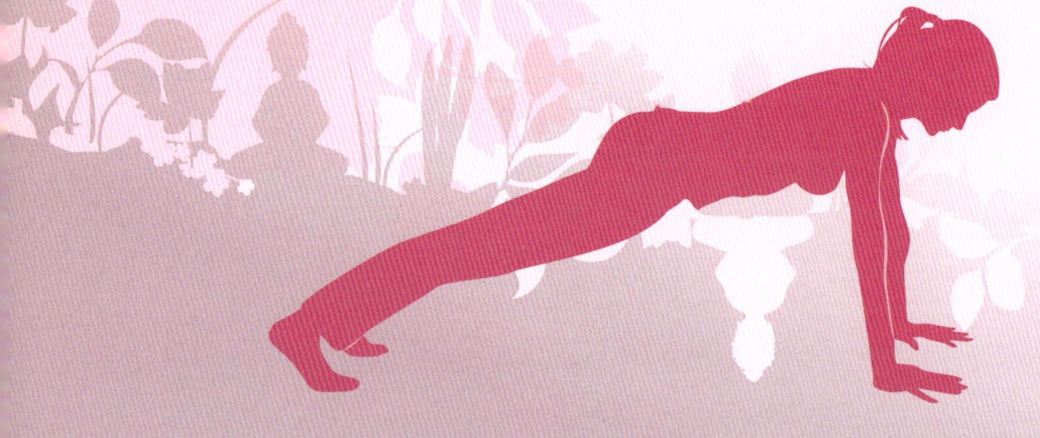

5. BRETT

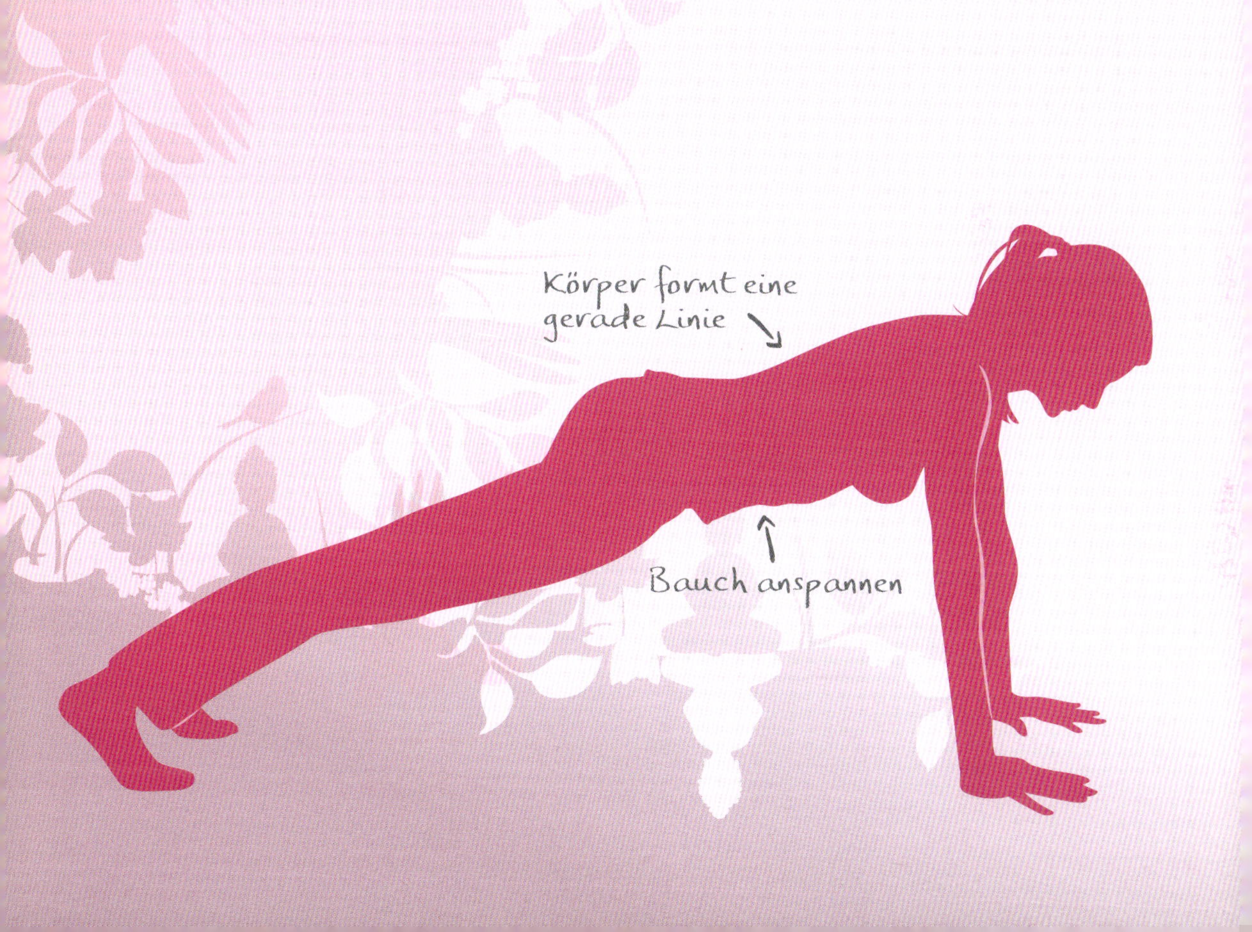

6. KNIE-BRUST-KINN
(Chaturanga Dandasana-Variation)

So geht's

Im Brett (vorherige Übung) beginnen. Beim Ausatmen zuerst die Knie, dann die Brust und dann das Kinn auf der Erde absetzen. Das Gesäß bleibt in der Luft. Die Hände sind auf Höhe des Brustkorbes fest in der Erde verwurzelt. Das Steißbein zieht schräg nach hinten, damit der untere Rücken lang werden kann. Tief und ruhig atmen, nach etwa drei Atemzügen den Bauch auf den Boden legen.

Das bringt's

Öffnet den Brustkorb. Kräftigt die Oberarme und Handgelenke. Mobilisiert die Wirbelsäule.

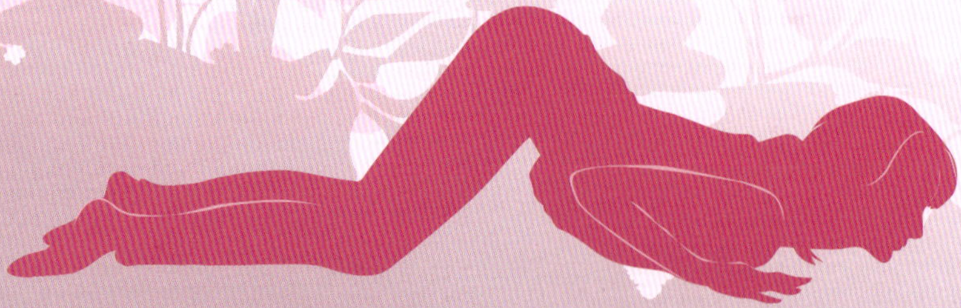

6. KNIE-BRUST-KINN
(Chaturanga Dandasana-Variation)

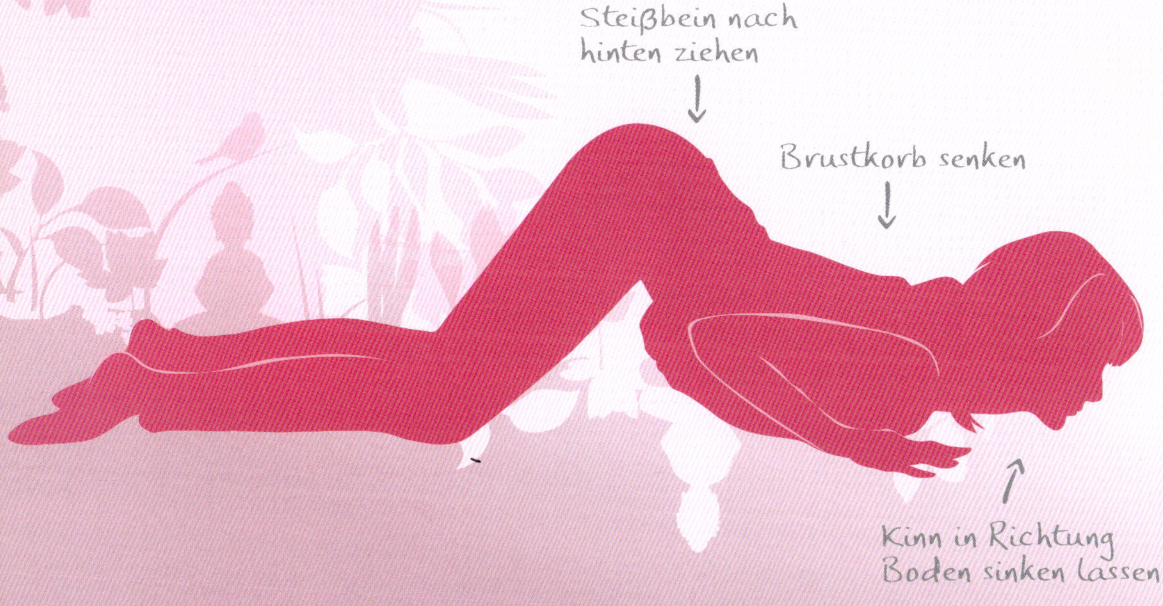
Steißbein nach hinten ziehen
Brustkorb senken
Kinn in Richtung Boden sinken lassen

7. BABY-KOBRA
(Bhujangasana-Variation)

So geht's

Auf dem Bauch liegen. Die Beine hüftbreit öffnen und alle Zehen gegen den Boden pressen. Die Hände mit gespreizten Fingern neben dem Brustkorb aufsetzen. Einatmen, die Beine anspannen und den Brustkorb leicht anheben. Die Ellbogen nahe an den Oberkörper bringen. Die Schultern zurückbringen und den Nacken verlängern. Die Position mithilfe der oberen Rückenmuskeln halten. Für etwa fünf tiefe Atemzüge halten. Mit einer Ausatmung wieder auf den Bauch ablegen.

Das bringt's

Kräftigt die Wirbelsäule. Öffnet Brustkorb und Schultern.
Wirkt anregend auf die Bauchorgane. Stärkt die Lungen.

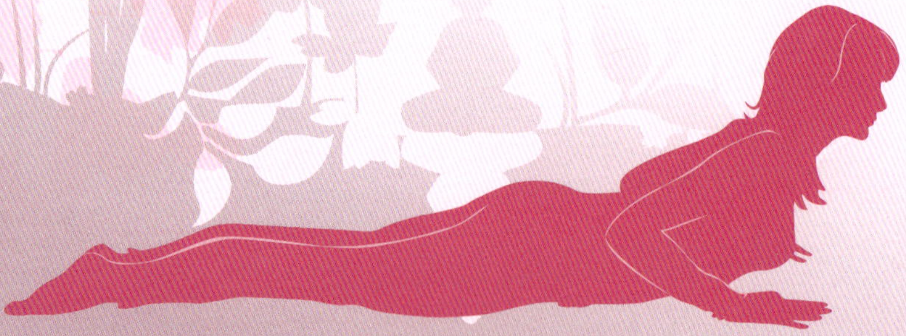

7. BABY-KOBRA
(Bhujangasana-Variation)

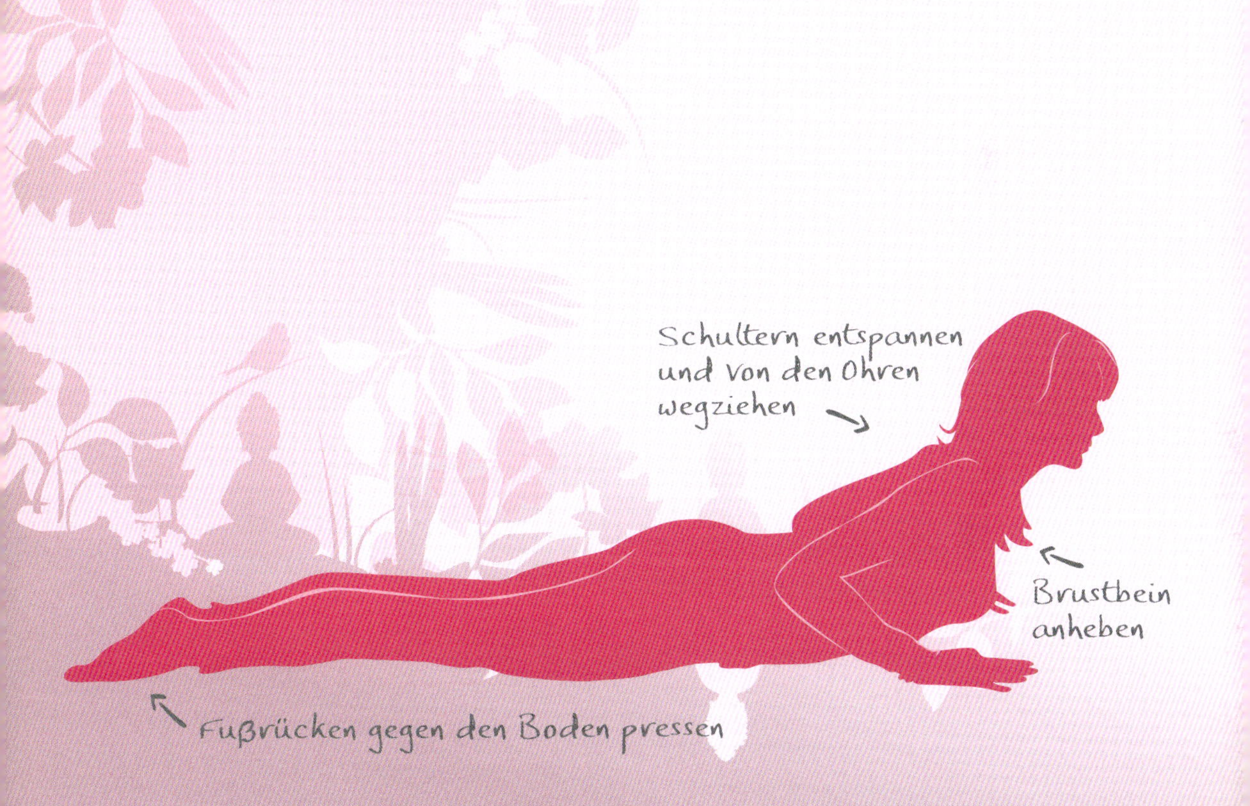

Schultern entspannen
und von den Ohren
wegziehen
Brustbein
anheben
Fußrücken gegen den Boden pressen

8. KINDESHALTUNG
(Balasana-Variation)

So geht's

In den Fersensitz kommen. Die Füße geschlossen lassen und die Knie auf Hüftbreite öffnen. Ausatmen und den Oberkörper über die Beine sinken lassen. Die Stirn ablegen. Die Hände mit nach unten zeigenden Handflächen nach vorne bringen. Schultern und Nacken entspannen. Mit der Einatmung den Rücken weit werden lassen und den Scheitel nach vorne ziehen. Mit der Ausatmung den Bauch zwischen den Beinen hängen und das Steißbein sinken lassen. Für einige tiefe Atemzüge entspannen.

Das bringt's

Beruhigt, entspannt und regeneriert. Kann Kopfschmerzen und Nackenverspannungen mildern. Weitet die Körperrückseite. Dehnt sanft die Hüften, Leisten und Fußgelenke.

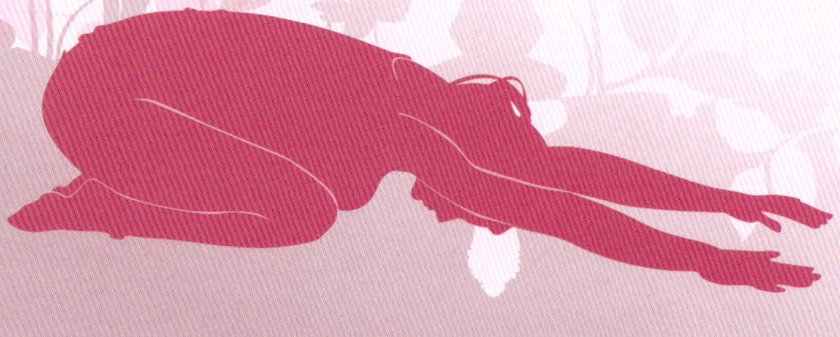

8. KINDESHALTUNG
(Balasana-Variation)

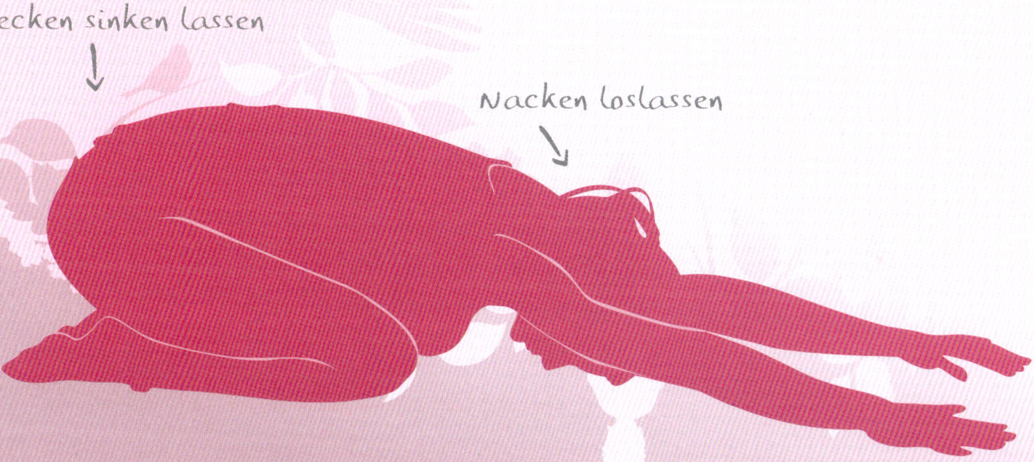

9. BABY-HUND
(Adho Mukha Svanasana-Variation)

So geht's

Im Vierfüßler-Stand beginnen. Die Hände mit gespreizten Fingern etwas vor die Schultern bringen. Die Zehen aufstellen. Ausatmen und die Knie vom Boden heben. Die Knie gebeugt und die Fersen in der Luft lassen. Mit der Einatmung die Arme und die Wirbelsäule strecken. Die Gesäßknochen in Richtung Decke schieben. Mit der Ausatmung die Fersen zum Boden bringen. Entspannt den Kopf hängen lassen. Für drei bis fünf tiefe Atemzüge halten. Geübte können versuchen, die Beine auszustrecken.

Das bringt's

Kräftigt die Arme und Beine. Dehnt die Schultern, Achselhöhlen und Hände. Mit zunehmender Beinstreckung wird die Beinrückseite gedehnt. Aktiviert den gesamten Körper und beruhigt den Geist.

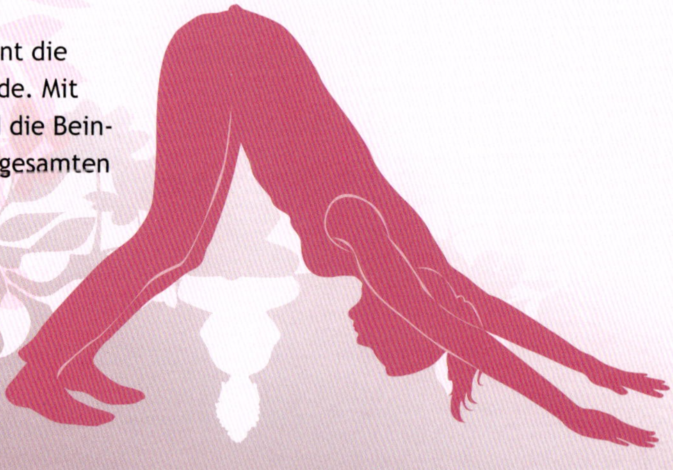

9. BABY-HUND
(Adho Mukha Svanasana-Variation)

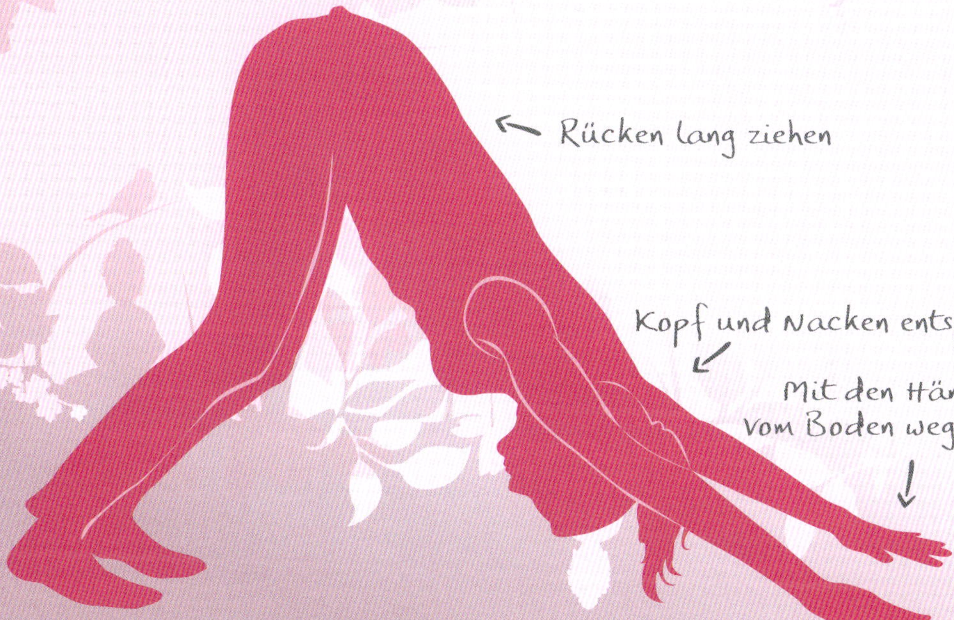
Rücken lang ziehen
Kopf und Nacken entspannen
Mit den Händen fest
vom Boden wegdrücken

10. AUSFALLSCHRITT MIT RÜCKBEUGE

So geht's

Vom Hund aus den rechten Fuß nach vorne zwischen die Hände setzen. Das gebeugte Knie über dem Fußgelenk halten. Das linke Bein gestreckt lassen. Einatmend den Oberkörper aufrichten und die Arme auf Schulterhöhe nach hinten führen. Diagonal nach oben blicken. Ausatmend das Becken tiefer sinken lassen, ohne das hintere Bein zu beugen. Das Steißbein nach unten und vorne schieben, um nicht ins Hohlkreuz zu fallen. Einatmend die Schulterblätter zueinanderbringen. Drei bis fünf Atemzüge lang halten, dann die Seiten wechseln.

Das bringt's

Verbessert das Gleichgewicht. Kräftigt Beine und Körpermitte. Öffnet Brustkorb und Schultern.

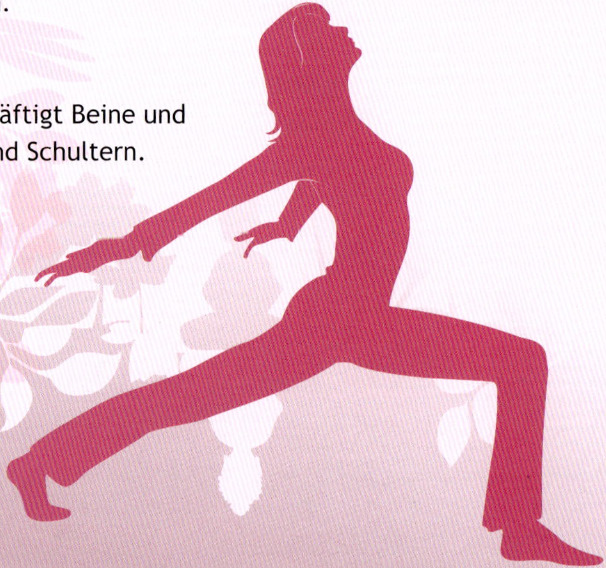

10. AUSFALLSCHRITT MIT RÜCKBEUGE

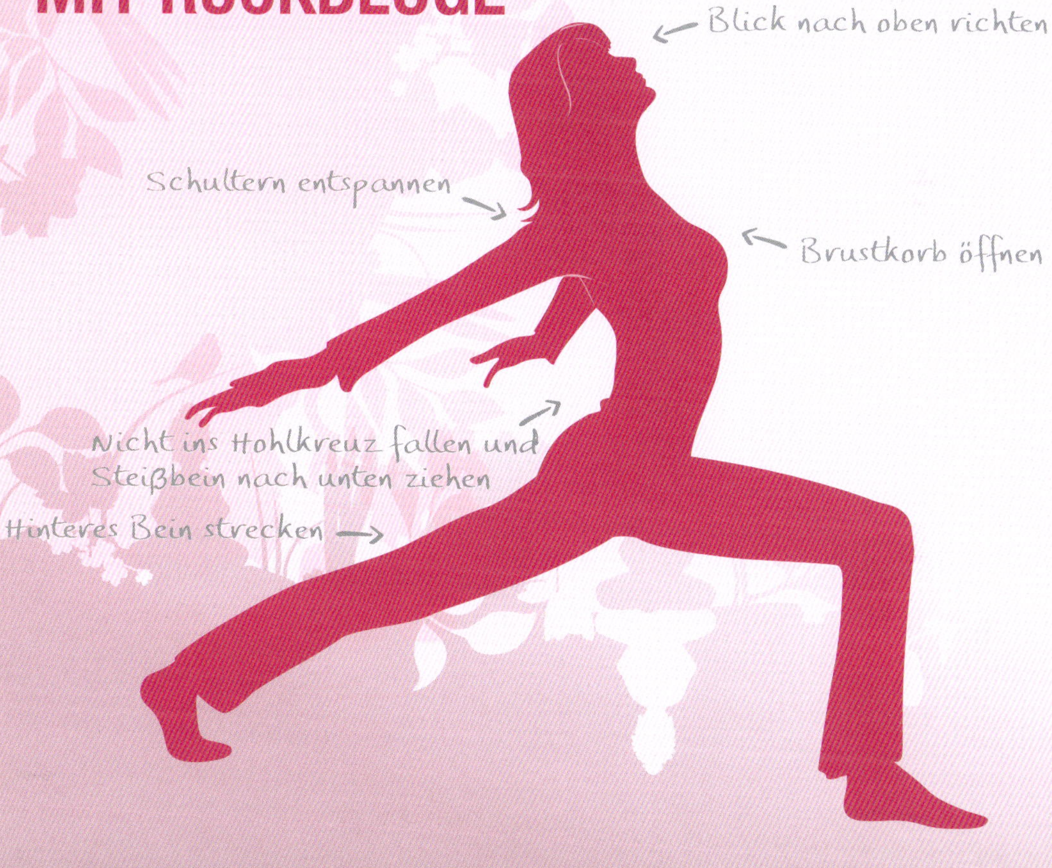

Blick nach oben richten
Schultern entspannen
Brustkorb öffnen
Nicht ins Hohlkreuz fallen und Steißbein nach unten ziehen
Hinteres Bein strecken

11. AUSFALLSCHRITT MIT TWIST

So geht's

Im Ausfallschritt (vorherige Position) die linke Hand auf der Innenseite des rechten Fußes auf dem Boden absetzen. Die Beine bleiben in der Position. Einatmen und den rechten gestreckten Arm über die Seite nach oben führen, bis beide Arme eine Linie bilden. Der Blick folgt dem rechten Arm, der Kopf dreht mit und der Nacken bleibt lang. Mit jeder Einatmung die Wirbelsäule verlängern und mit jeder Ausatmung minimal weiterdrehen. Darauf achten, dass die linke Seite der Hüfte nicht absinkt. Drei bis fünf Atemzüge lang halten, dann die Seiten wechseln.

Das bringt's

Kräftigt die Beine und Rückenmuskeln. Mobilisiert die Wirbelsäule. Stimuliert die Bauchorgane.

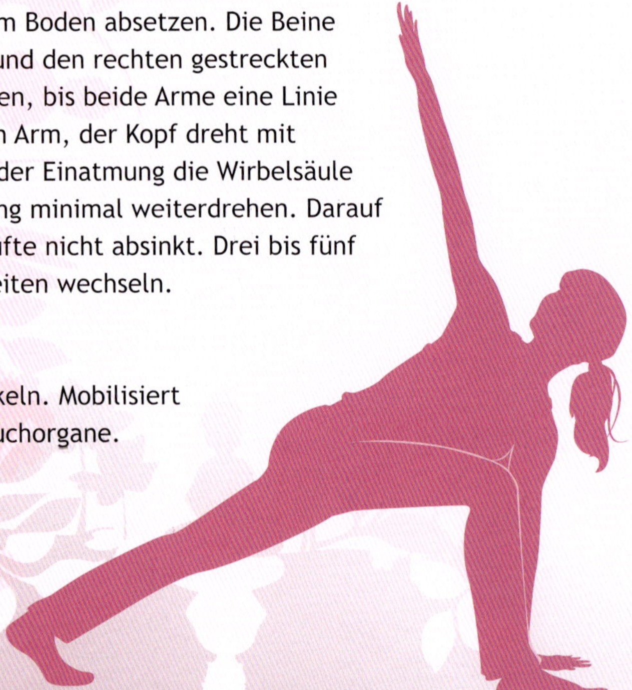

11. AUSFALLSCHRITT MIT TWIST

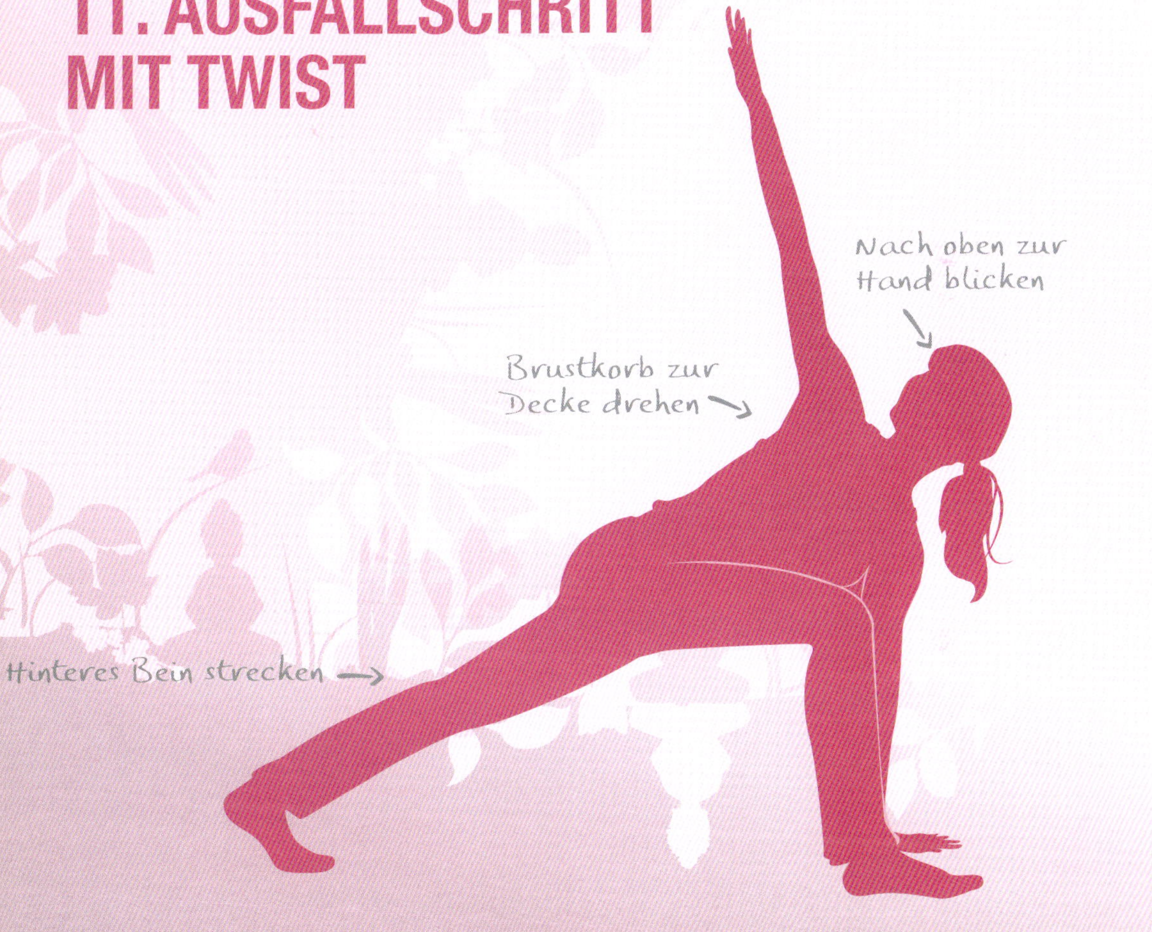

12. VORWÄRTSBEUGE
(Uttanasana-Variation)

So geht's

Mit hüftbreit geöffneten und gebeugten Beinen auf der Matte stehen. Ausatmend den Oberkörper locker nach vorne hängen lassen. Mit den Händen die gegenüberliegenden Ellbogen fassen. Arme, Nacken und Kopf locker nach unten hängen lassen. Tief und gleichmäßig atmen. Mit jeder Einatmung die Wirbelsäule verlängern, mit jeder Ausatmung den Oberkörper stärker loslassen. Flexible und fortgeschrittene Übende können versuchen, in dieser Haltung die Knie mehr und mehr zu strecken.

Das bringt's

Kräftigt die Oberschenkelinnenseiten. Verlängert den unteren Rücken. Öffnet die Schultern. Mit zunehmender Beinstreckung Dehnung der Beinrückseite. Beruhigt den Geist. Fördert die Verdauung und stimuliert die Nieren.

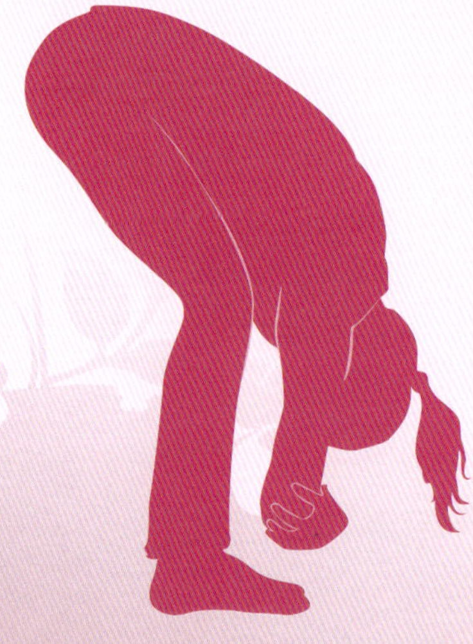

12. VORWÄRTSBEUGE
(Uttanasana-Variation)

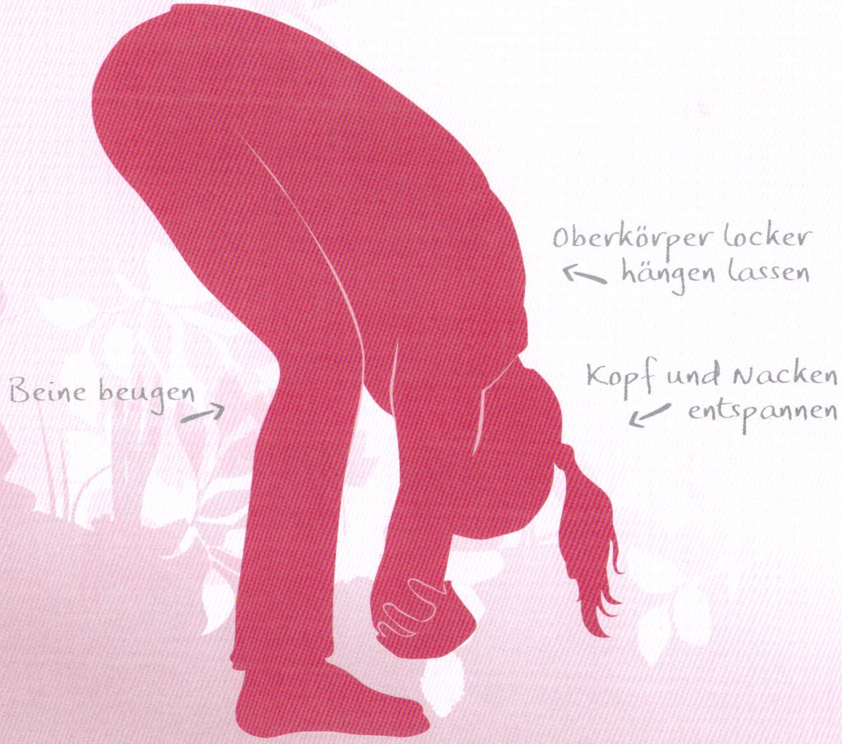

DIE WECHSELATMUNG
(Nadi Sodhana Pranayama)

Bequem und aufrecht im Schneidersitz sitzen. Den Zeige- und Mittelfinger der rechten Hand zur Handfläche einklappen, die anderen Finger ausstrecken. Die linke Hand liegt entspannt auf dem Bein. Durch die Nase einatmen, mit dem rechten Daumen das rechte Nasenloch verschließen und links ausatmen. Das rechte Nasenloch geschlossen halten und links einatmen. Das linke Nasenloch mit dem rechten Ringfinger verschließen und rechts ausatmen. Rechts einatmen, das rechte Nasenloch verschließen und links ausatmen. Die Übung in diesem Rhythmus zehn- bis zwölfmal wiederholen. So tief und gleichmäßig wie möglich atmen. Ziel ist, die Ein- und Ausatmung auf dieselbe Länge zu bringen und zu vertiefen.

Das bringt's

Verstärkt die Sauerstoffzufuhr im Körper.
Beruhigt die Nerven und den Geist.

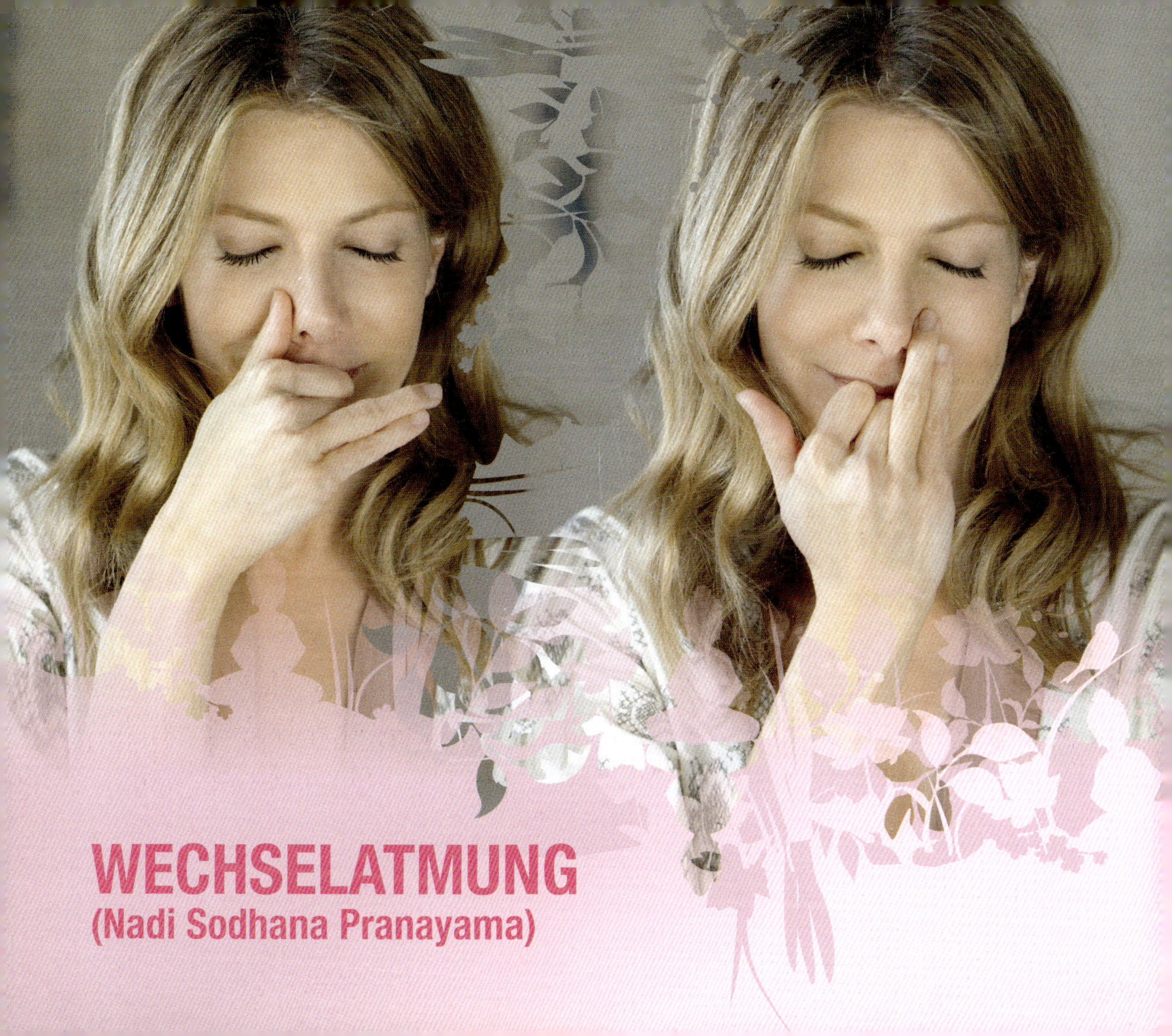

WECHSELATMUNG
(Nadi Sodhana Pranayama)

FRÜHLINGS-FLOW:

E = einatmend
A = ausatmend

In der Berghaltung (siehe Herbst-Asana 1) mit den Händen in der Gebetshaltung beginnen. E die Arme über den Kopf heben und aus dem oberen Rücken zurückbeugen. A die Knie beugen und die Handflächen neben den Füßen auf den Boden setzen. E den Oberkörper anheben. Die Hände an den Beinen ablegen und den Rücken lang ziehen. A die Hände wieder neben den Füßen absetzen. E das rechte Bein weit zurücksetzen. A das linke Bein zum rechten zurück in das Brett bringen. Tief einatmen und A Knie, Brust und Kinn auf der Erde absetzen. E die Beine strecken und den Brustkorb anheben. A das Gesäß zurück auf die Fersen schieben. Mit ausgestreckten Armen die Wirbelsäule verlängern. Die Zehen aufstellen und A die Beine vom Boden abheben. Das Gesäß schiebt nach oben, die Knie sind gebeugt. E das rechte Bein nach vorne bringen, den Oberkörper aufrichten und die Arme nach hinten strecken. Die linke Hand auf der Erde absetzen und E den rechten Arm nach oben führen. Der Blick folgt der Hand. A den linken Fuß zum rechten nach vorne bringen. Die Knie gebeugt lassen und den Oberkörper nach unten hängen lassen. Die Ellbogen fassen. E die Wirbelsäule mit gebeugten Beinen aufrollen. Den Flow auf der anderen Seite wiederholen.

FRÜHLINGS-FLOW

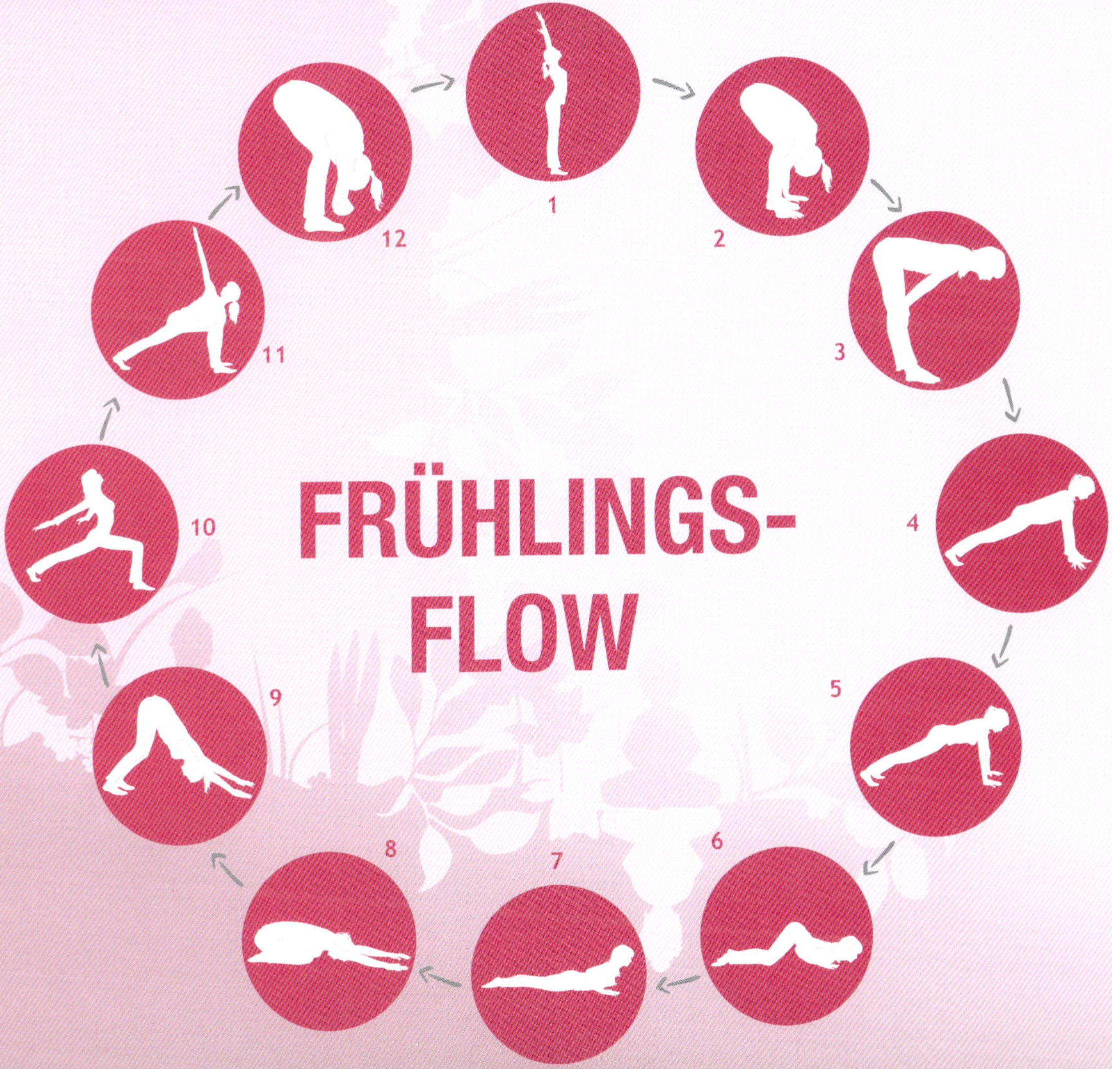

WAS BEDEUTET DER SOMMER FÜR DEN KÖRPER?

Im Allgemeinen fällt es mir im Sommer relativ leicht, im Einklang mit der Natur zu leben. Ich verbringe viel Zeit im Freien, gehe spazieren und bewege mich gerne an der frischen Luft. Die Tage sind länger, und ich merke, dass ich weniger Schlaf brauche.

Allerdings können Hitze und viel Sonne Belastungen für den Körper sein – ganz besonders für das Herz-Kreislauf-System und die Haut. Alles, was kühlend wirkt, tut jetzt gut: Sooft es geht, gönne ich mir etwas Mittagsruhe im Schatten; ich nehme leichte Kost und viel Flüssigkeit zu mir; würze etwas weniger, um den Körper nicht zu sehr zu erhitzen. Besonders liebe ich viel frisches, saisonales Obst und Gemüse.

SOMMER

Als die Raupe dachte, die Welt geht zu Ende, wurde sie zum Schmetterling.

Unbekannt

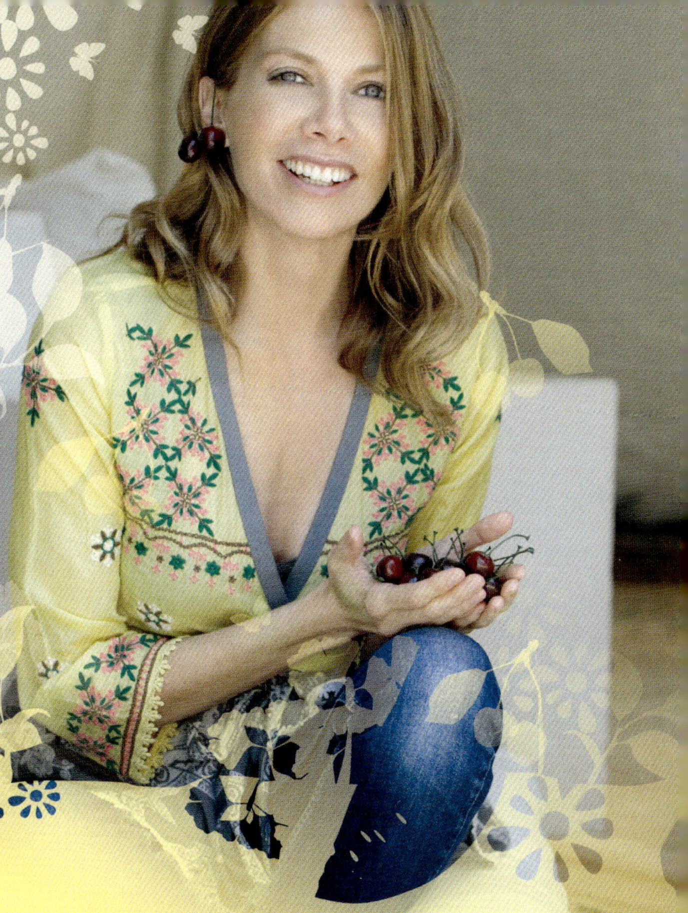

SOMMER

ERNÄHRUNGSTIPPS FÜR DEN SOMMER

- Gerade wenn's heiß ist, gilt: viel trinken!
- Auch warme Getränke – wie marokkanische Minze, Pfefferminztee, heißes Zitronen- oder Ingwerwasser und Salbeitee – wirken kühlend.
- Gedünstetes Gemüse ist leichter verdaulich als Rohkost. Am besten sind erdige und süßliche Gemüsesorten wie Karotten, Kartoffeln, Auberginen und Mais.
- Leicht bittere Nahrungsmittel wie Artischocken, Rucola, Chicorée, Radicchio, Löwenzahn, Basilikum und Oregano sind verdauungsfördernd.
- Da wir im Sommer viel Flüssigkeit benötigen, nehme ich auch flüssigkeitshaltige und kühlende Nahrung zu mir: Wassermelonen, Gurken, Tomaten, Pfirsiche und Erdbeeren sind einfach toll!

WASSERMELONEN-FRUCHTSALAT

Wenn es draußen richtig heiß ist, mache ich mir gerne diesen Fruchtsalat. Eine Wassermelone vierteln, die Kerne entfernen und das Fruchtfleisch in Würfel schneiden. Dazu zwei Pfirsiche schälen, entsteinen und würfeln. Mit dem Saft einer Zitrone beträufeln. Einen Löffel Honig dazugeben und gut vermischen. Frische Pfefferminzblätter zerteilen und über den Fruchtsalat streuen.

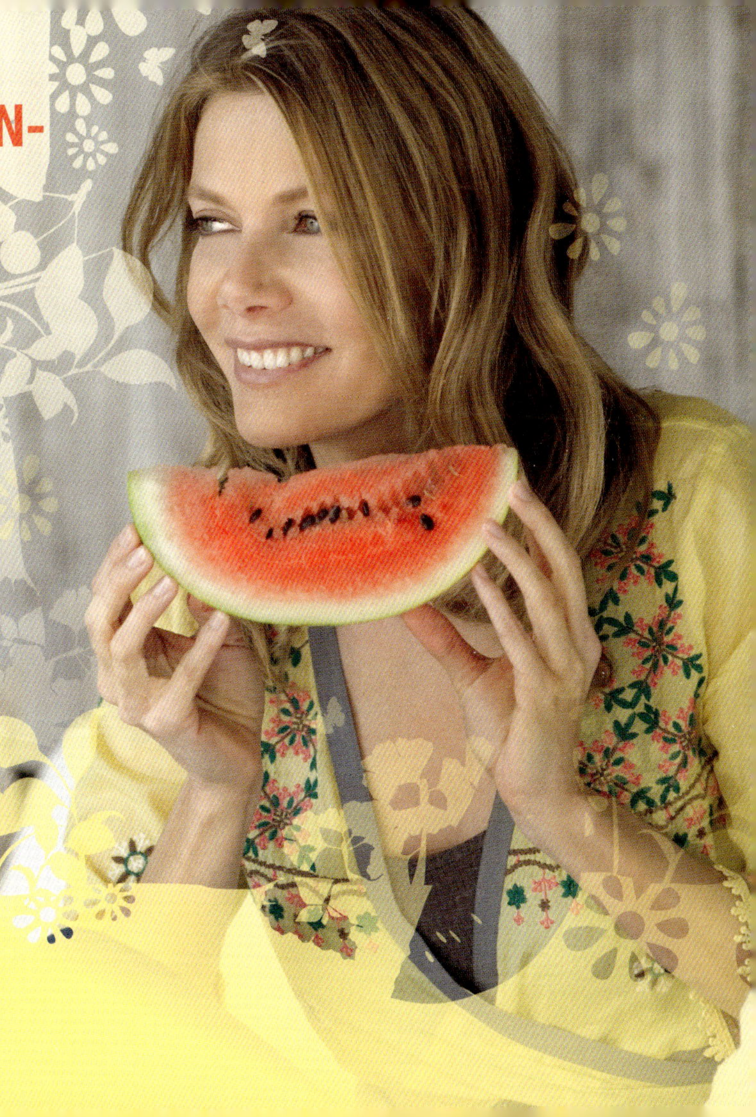

Das bringt's

Wassermelonen und Pfirsiche enthalten viel Flüssigkeit und wirken zudem – zusammen mit Zitrone und Pfefferminze – kühlend auf den Körper.

1. SEITBEUGEN IM STEHEN

So geht's

Im Berg (Tadasana; siehe Herbst-Asana 1) beginnen. Mit einer Einatmung den rechten Arm über vorne nach oben ausstrecken. Ausatmend den Oberkörper nach links neigen, die Füße fest verwurzeln. Die rechte Schulter vom Ohr wegziehen, den Blick schräg nach oben zum Arm richten. Vier bis fünf Atemzüge lang halten: Mit jeder Einatmung die rechte Körperseite lang ziehen, mit jeder Ausatmung etwas mehr auf die Seite beugen. Ausatmend zurück zur Mitte kommen und den Arm senken. Die Seiten wechseln.

Das bringt's

Dehnt die Flanken, Schultern, Arme und Wirbelsäule. Wirkt anregend auf die Lungen und Bauchorgane. Kräftigt die Beine.

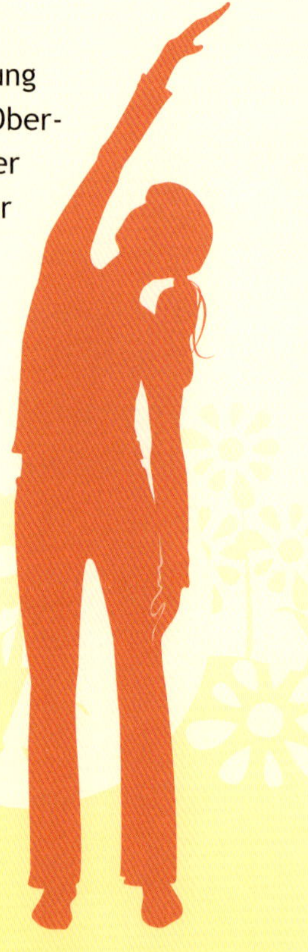

1. SEITBEUGEN IM STEHEN

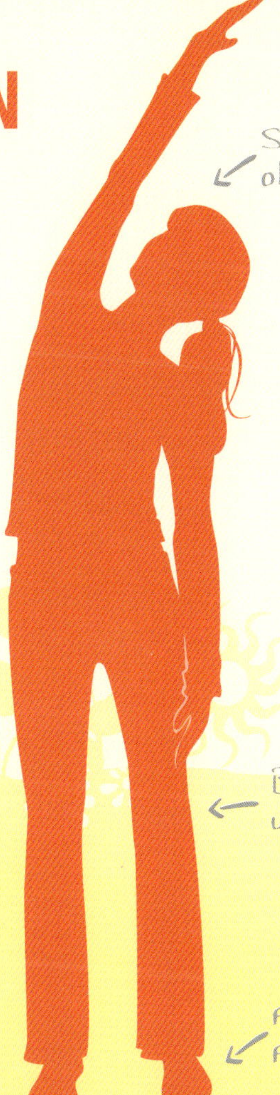
Schräg nach oben blicken
Gesamte Körperseite strecken
Beine gerade und stabil halten
Fest auf beiden Füßen stehen

2. ZEHENSTAND

So geht's

Im Berg (Tadasana; siehe Herbst-Asana 1) beginnen. Mit einer Einatmung beide Arme über vorne nach oben ausstrecken und auf Schulterbreite öffnen. Mit der Ausatmung die Schultern von den Ohren wegsinken lassen. Einen Punkt fixieren. Einatmend auf die Zehenspitzen kommen und den ganzen Körper strecken. Ruhig und gleichmäßig weiteratmen. Sobald sich der Stand sicher anfühlt, den Blick nach oben richten und, wenn möglich, die Augen schließen. Nach drei bis fünf Atemzügen den Blick gerade richten und die Fersen und Arme wieder senken.

Das bringt's

Fördert das Gleichgewicht und schafft innerlich Balance. Streckt den gesamten Körper. Verbessert die Haltung.

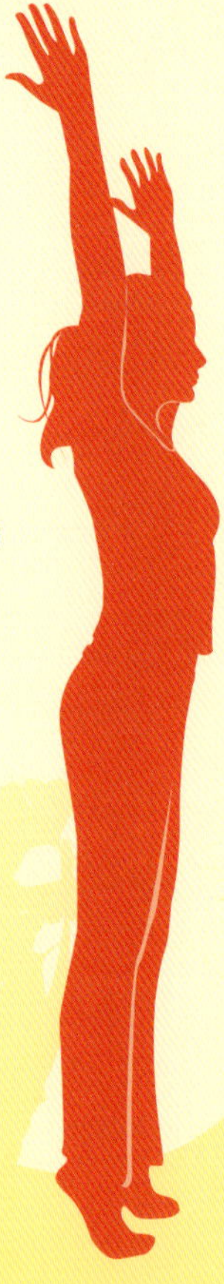

2. ZEHENSTAND

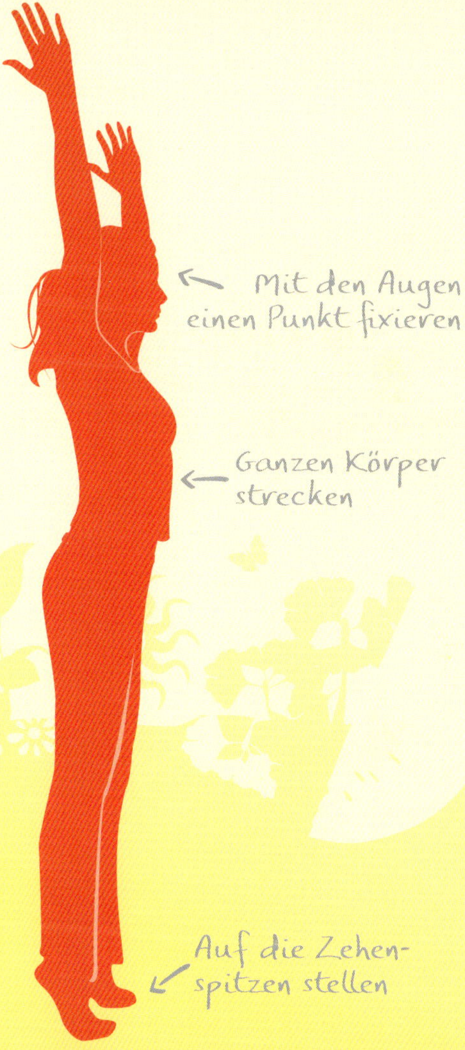

3. BAUM
(Vrksasana)

So geht's

Im Berg (Tadasana; siehe Herbst-Asana 1) beginnen. Das Gewicht nach links verlagern. Das rechte Knie beugen und die Fußsohle an den linken Knöchel, das Schienbein oder den Oberschenkel legen. Den Fuß nur so hoch bringen, dass beide Hüftknochen parallel nach vorne zeigen. Die Fußsohle und das Bein gegeneinanderpressen. Einatmend die gestreckten Arme nach oben heben und diagonal öffnen. Ausatmend die Schultern senken. Etwa fünf tiefe Atemzüge lang halten. Die Seiten wechseln.

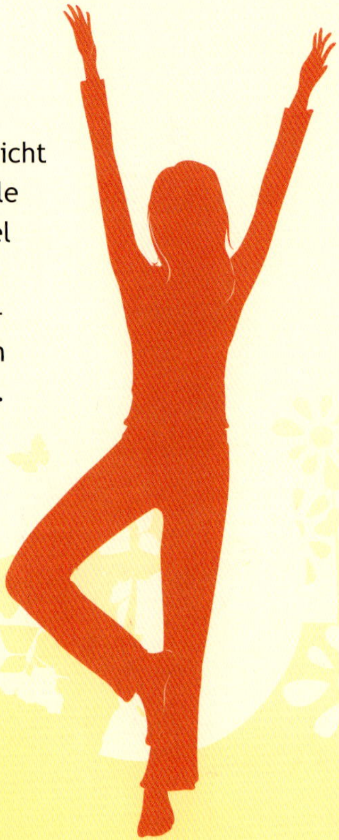

Das bringt's

Verbessert den Gleichgewichtssinn. Stärkt die Oberschenkel-, Waden- und Rückenmuskulatur. Dehnt die Leisten und Schultern. Öffnet den Brustkorb.

3. BAUM
(Vrksasana)

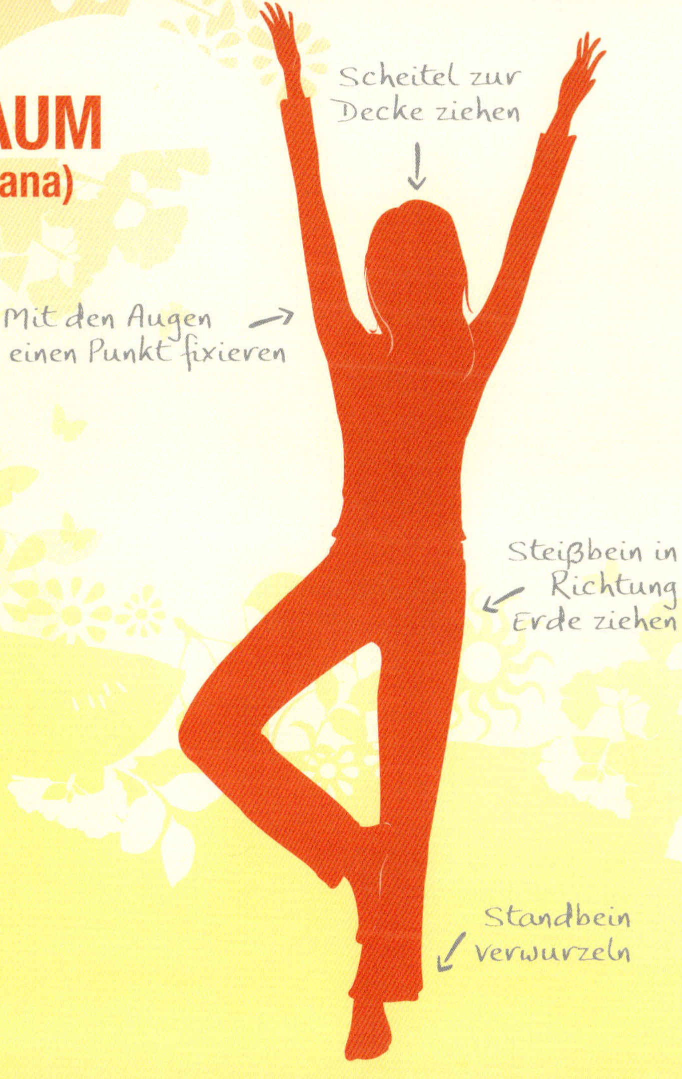
Scheitel zur Decke ziehen
Mit den Augen einen Punkt fixieren
Steißbein in Richtung Erde ziehen
Standbein verwurzeln

4. BAUM IM WIND
(Vrksasana-Variation)

So geht's

Im Baum (Vrksasana) stehen – der rechte Fuß liegt am linken Bein. Die rechte Hand locker auf dem rechten Oberschenkel ablegen, die Handfläche zeigt nach oben. Einatmend die linke Körperhälfte und den Arm lang strecken. Ausatmen und den Oberkörper nach rechts zum Bein hin neigen. Etwa drei bis vier Atemzüge lang halten. Die Seiten wechseln.

Das bringt's

Verbessert den Gleichgewichtssinn. Streckt die Flanken und die Wirbelsäule. Stärkt die Oberschenkel-, Waden- und Rückenmuskulatur. Dehnt die Leisten und Schultern.

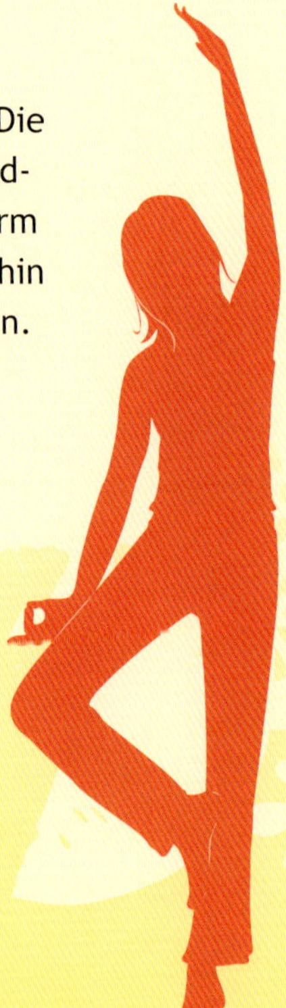

4. BAUM IM WIND
(Vrksasana-Variation)

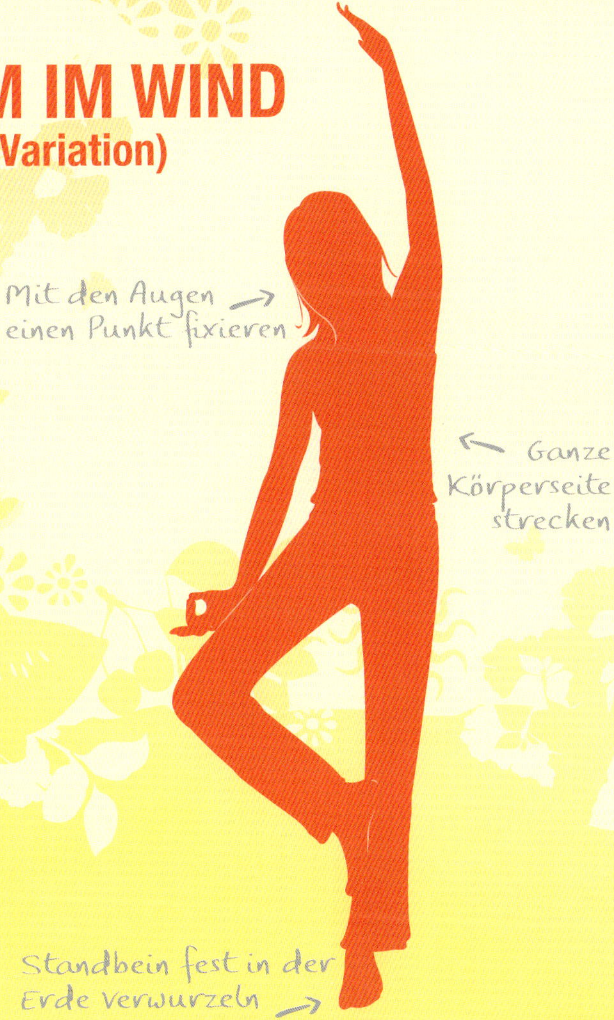
Mit den Augen einen Punkt fixieren
Ganze Körperseite strecken
Standbein fest in der Erde verwurzeln

5. FLUGZEUG
(Utkatasana-Variation)

So geht's
Mit hüftbreit geöffneten Beinen stehen. Die Knie tief beugen und das Gesäß weit zurückbringen. Die gesamte Wirbelsäule ist lang und diagonal über dem Boden. Darauf achten, dass sich die Knie genau über den Fußgelenken befinden. Einatmen und die Arme ausbreiten wie Flügel. Ausatmen und die Knie tiefer beugen. Das Steißbein zieht nach unten, der Scheitel nach oben. Die Schulterblätter kommen zueinander. Für etwa fünf Atemzüge halten. Zum Stehen zurückkommen.

Das bringt's
Kräftigt die Rücken- und Oberschenkelmuskulatur.
Öffnet den Brustkorb.

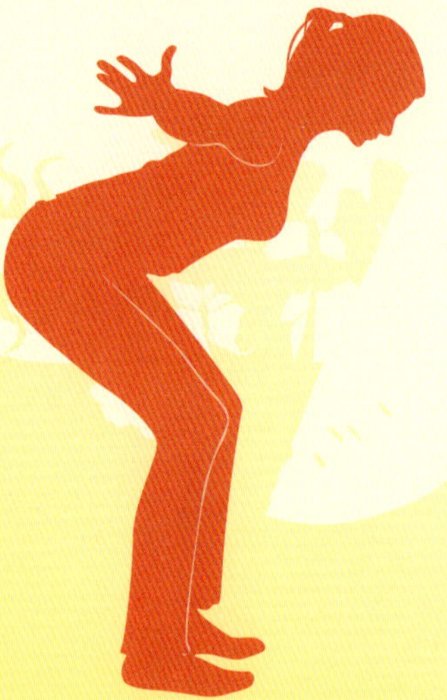

5. FLUGZEUG
(Utkatasana-Variation)

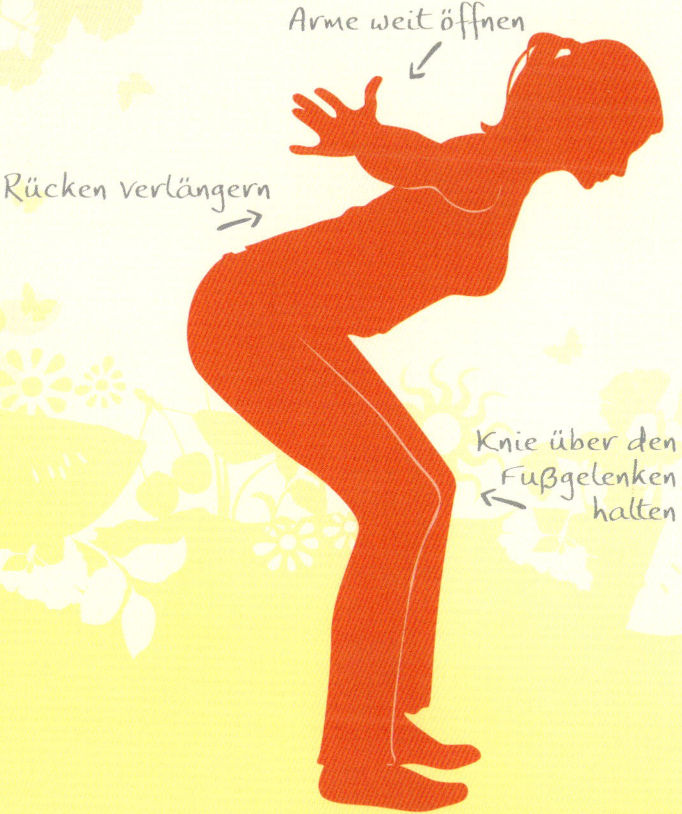

6. HALBER LIEGESTÜTZ
(Chaturanga Dandasana-Variation)

So geht's

Im Vierfüßler-Stand beginnen. Mit den Händen und Schultern etwa 20 Zentimeter weiter nach vorne wandern. Das Becken bewegt sich dabei nach unten auf eine diagonale Linie mit dem restlichen Körper. Den Bauch anspannen. Ausatmen, die Ellbogen beugen und nah am Körper halten. So langsam wie möglich den Oberkörper zum Boden bringen und etwa zehn Zentimeter über dem Boden halten. Aus der Körpermitte heraus halten und einige Atemzüge lang gleichmäßig atmen. Den Körper flach auf der Matte ablegen.

Das bringt's

Kräftigt die Arme und Handgelenke. Stärkt die Bauchmuskeln. Verbessert die Haltung.

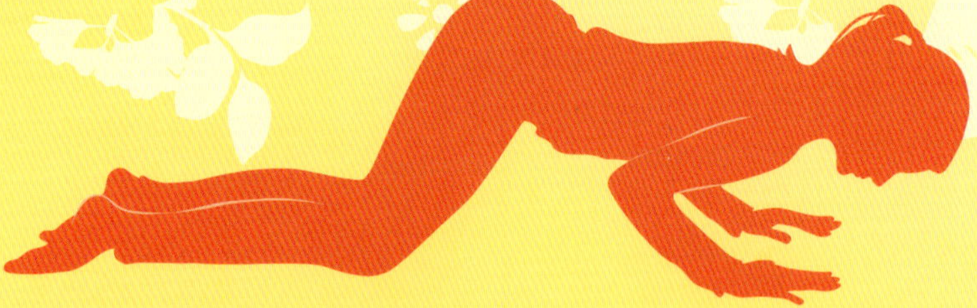

6. HALBER LIEGESTÜTZ
(Chaturanga Dandasana-Variation)

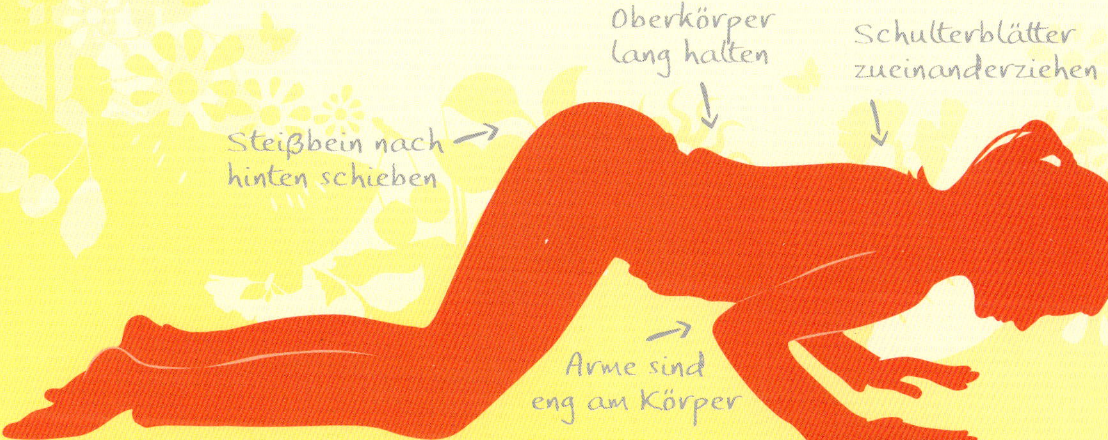

Oberkörper lang halten
Schulterblätter zueinanderziehen
Steißbein nach hinten schieben
Arme sind eng am Körper

7. HALBER BOGEN
(Ardha Dhanurasana)

So geht's

Auf dem Bauch liegen. Das rechte Bein anwinkeln und die Ferse zum Gesäß ziehen. Mit der rechten Hand an den rechten Knöchel oder die Hose fassen. Den linken Arm lang nach vorne strecken. Einatmen, den Brustkorb und das rechte gebeugte Bein mithilfe der Hand nach oben heben. Nur so hoch kommen, dass es im unteren Rücken nicht schmerzt. Mit der linken Hand abstützen. Ausatmen und Schultern und Steißbein nach unten ziehen. Für drei bis fünf Atemzüge halten und wieder ablegen. Kurz entspannen und dann die Seiten wechseln.

Das bringt's

Dehnt die gesamte Körpervorderseite. Öffnet den Brustkorb. Stärkt die Rückenmuskulatur. Wirkt anregend auf die Bauchorgane.

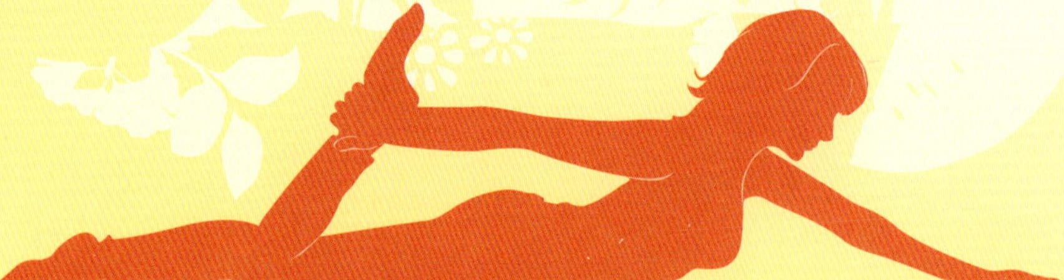

7. HALBER BOGEN
(Ardha Dhanurasana)

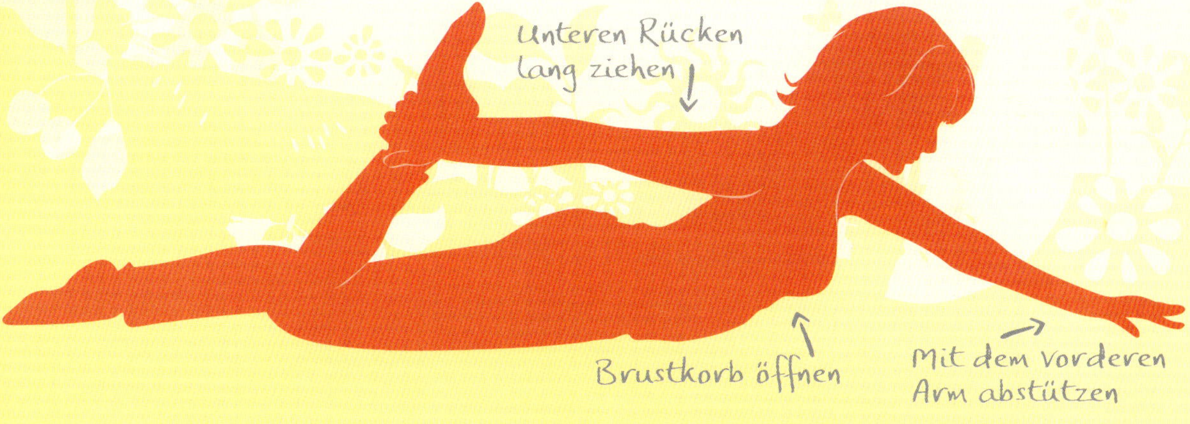

8. KATZE-KUH-VARIATION

So geht's

Im Vierfüßler-Stand beginnen, die Hände sind unter den Schultern, die Knie unter den Hüften. Bei Knieschmerzen kann man eine Decke unter die Knie legen. Einatmend den Brustkorb, das Kinn und das rechte Bein nach oben anheben. Ausatmend das rechte Knie und die Nase zusammenbringen, der Rücken wird dabei rund. Die Bewegung dynamisch und im eigenen Atemrhythmus weiter ausführen. Etwa 15-mal wiederholen. Dann die Seiten wechseln.

Das bringt's

Mobilisiert die Wirbelsäule sowie das Hüft- und Schultergelenk.

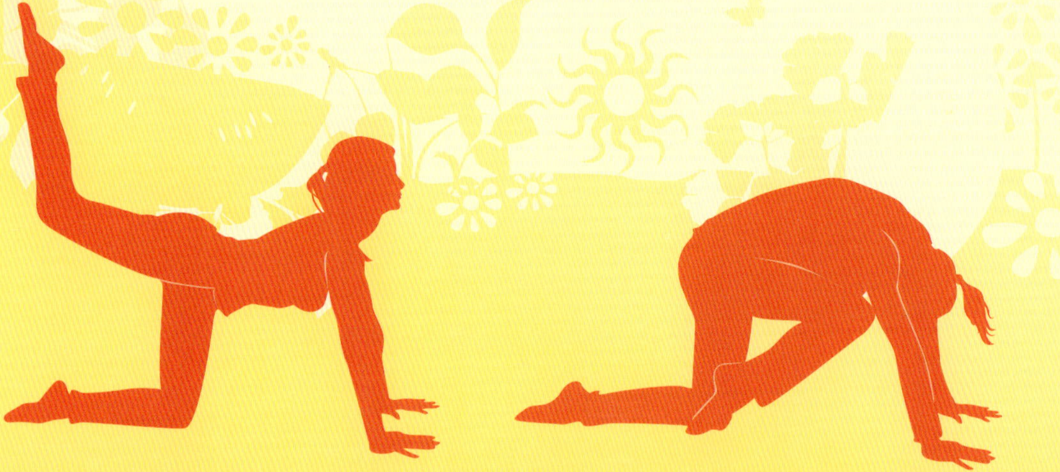

8. KATZE-KUH-VARIATION

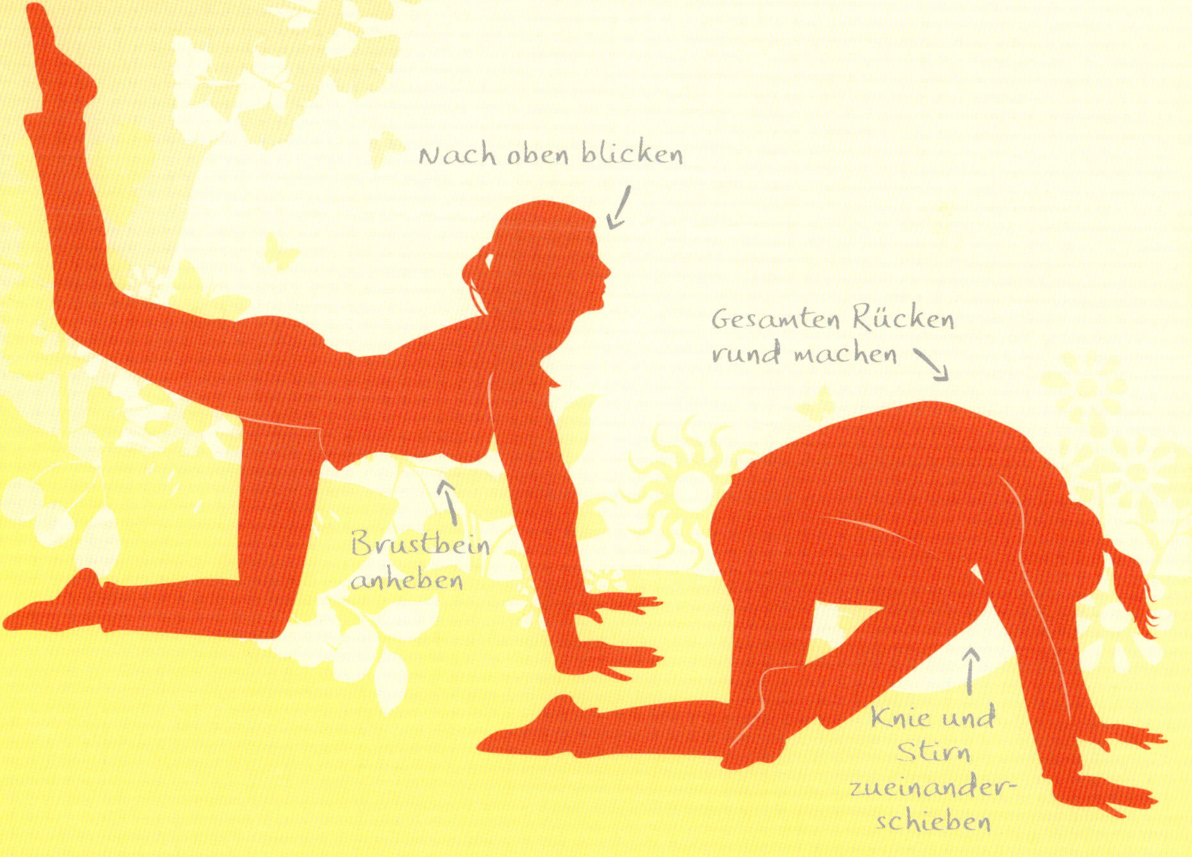

Nach oben blicken
Gesamten Rücken rund machen
Brustbein anheben
Knie und Stirn zueinander-schieben

9. PANTHER

So geht's

Im Vierfüßler-Stand beginnen. Ausatmend langsam mit den Händen nach vorne wandern und den Rücken verlängern. Das Becken bleibt in der Ausgangsposition und die Knie verweilen in einer Linie mit den Hüftgelenken. Nur so tief kommen, dass kein Schmerz im unteren Rücken entsteht. Die Arme ausstrecken und das Steißbein nach hinten ziehen. Mit jeder Einatmung die Wirbelsäule verlängern, mit jeder Ausatmung den Brustkorb tiefer zum Boden sinken lassen.

Das bringt's

Öffnet den Brustkorb. Streckt die Wirbelsäule. Dehnt die Schultern und Achselhöhlen.

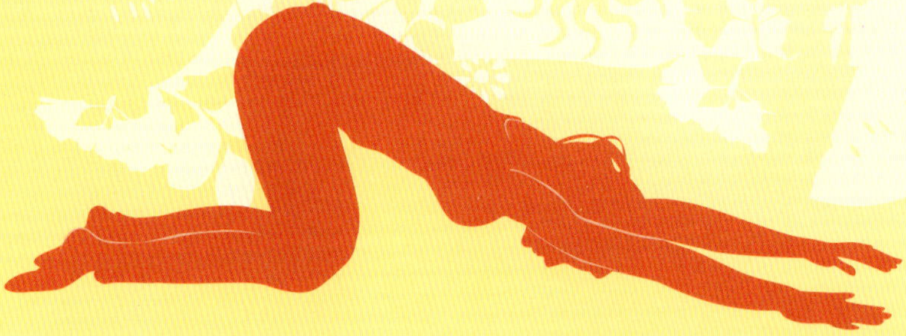

9. PANTHER

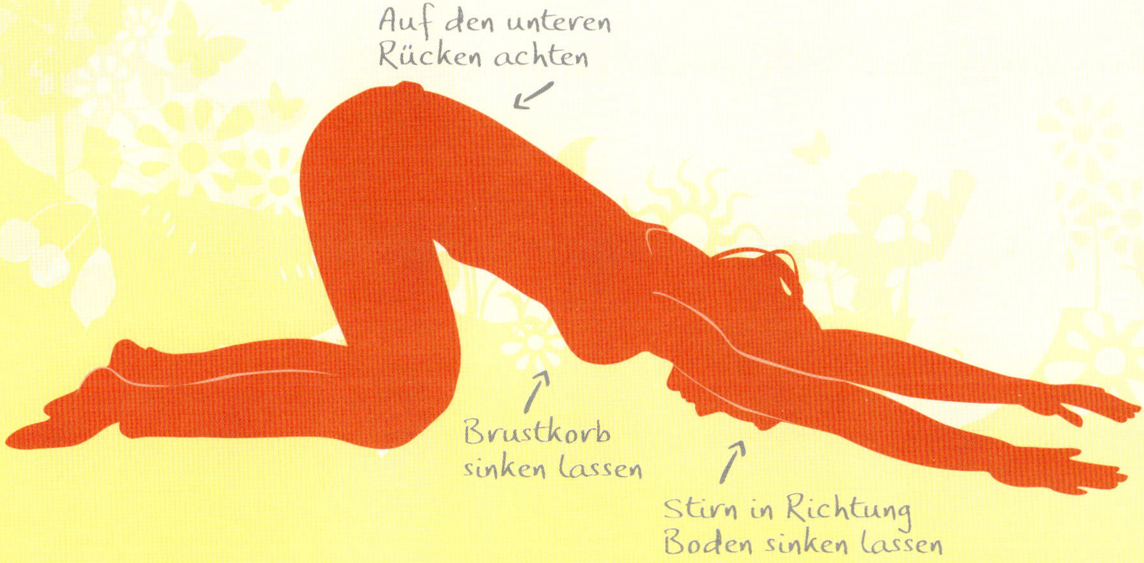

Auf den unteren Rücken achten
Brustkorb sinken lassen
Stirn in Richtung Boden sinken lassen

10. LÖWE
(Simhasana)

So geht's

Mit leicht geöffneten Beinen auf der Matte knien, das Gesäß ist auf den Fersen. Die Hände mit weit gespreizten Fingern (wie Krallen) an die Knie legen. Den Rücken aufrichten. Durch die Nase einatmen. Den Mund öffnen, die Zunge rausstrecken und geräuschvoll mit „ha“ ausatmen. Dabei die Augen weit öffnen und zur Nasenspitze blicken. Einmal ruhig und tief zwischenatmen. Die Übung dreimal wiederholen.

Das bringt's

Löst Spannungen im Gesicht und im Brustraum. Wirkt beruhigend.

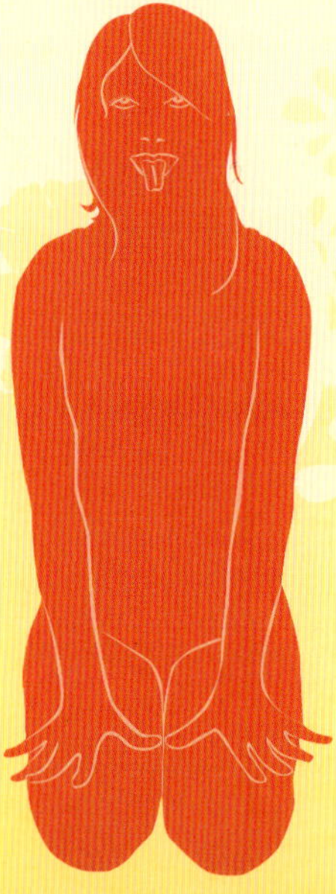

10. LÖWE
(Simhasana)

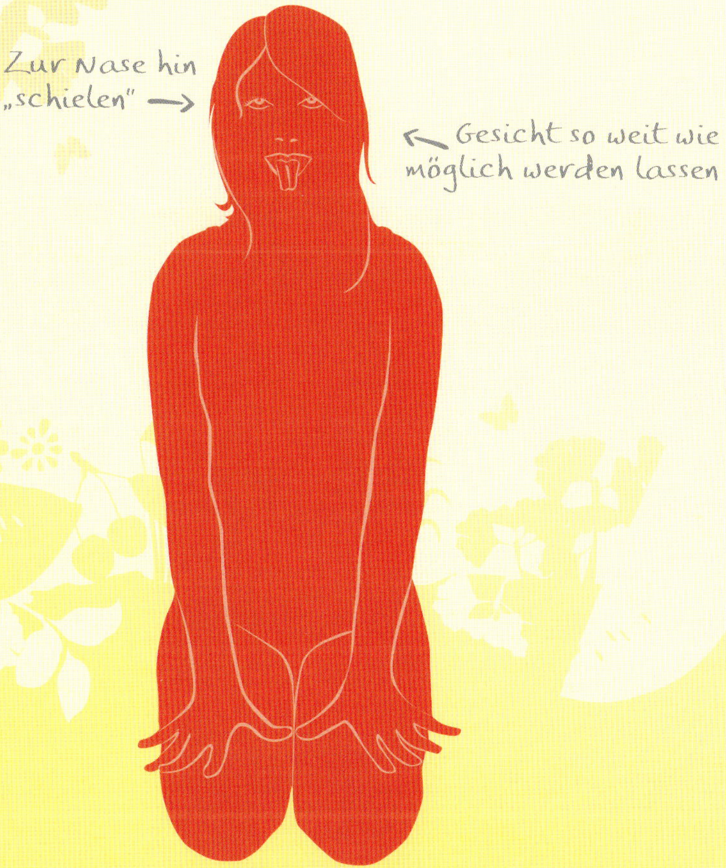

11. KLEINES KAMEL
(Ustrasana-Variation)

So geht's

In den Kniestand kommen, die Knie auf Hüftbreite öffnen. Eine Linie zwischen Schultern, Hüften und Knien finden. Die Hände mit den Fingern nach unten an den unteren Rücken legen. Die Ellbogen zueinanderbringen. Einatmen und aus dem oberen Rücken leicht zurückbeugen. Ausatmend die Schultern und das Steißbein nach unten ziehen. Der Blick ist schräg nach oben gerichtet. Drei bis fünf Atemzüge halten. Tipp: Wenn die Knie schmerzen, eine mehrfach zusammengefaltete Decke unter die Beine legen.

Das bringt's

Dehnt die Körpervorderseite – Hals, Brustkorb, Bauch, Leisten und Oberschenkel. Öffnet den Brustkorb. Stärkt die Rückenmuskeln. Verbessert die Haltung.

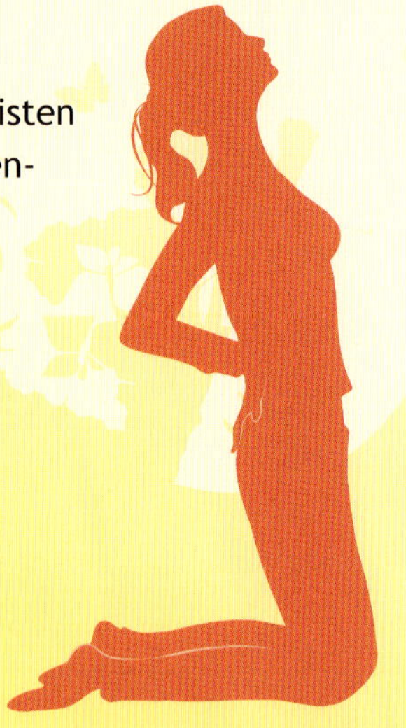

11. KLEINES KAMEL
(Ustrasana-Variation)

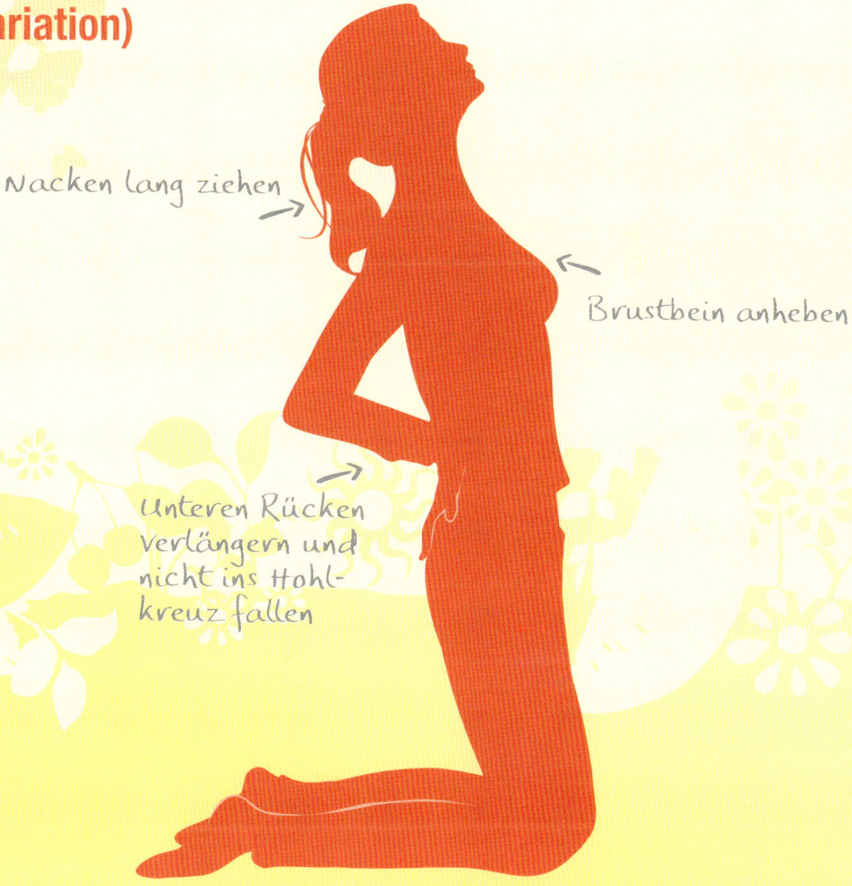

Nacken lang ziehen
Brustbein anheben
Unteren Rücken verlängern und nicht ins Hohlkreuz fallen

12. TÄNZER
(Natarajasana-Variation)

So geht's

In der Berghaltung (Tadasana; siehe Herbst-Asana 1) stehen. Das Gewicht nach links verlagern. Das rechte Bein beugen und den Fuß heben. Mit der rechten Hand an den rechten Knöchel oder die Hose fassen und die Ferse zum Gesäß ziehen. Das Knie zeigt nach unten. Einatmend den linken Arm nach oben strecken. Ausatmend das Steißbein und die Schultern senken. Mit jeder Einatmung den Körper mehr strecken. Mit jeder Ausatmung den linken Fuß erden. Etwa fünf Atemzüge lang halten. Dann die Seiten wechseln.

Das bringt's

Dehnt die Oberschenkelvorderseite, Leisten, Bauch, Brust und Schultern. Kräftigt die Beine. Verbessert das Gleichgewicht.

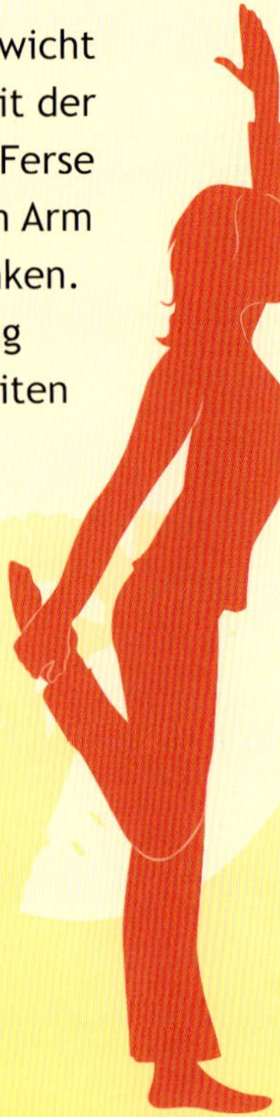

12. TÄNZER
(Natarajasana-Variation)

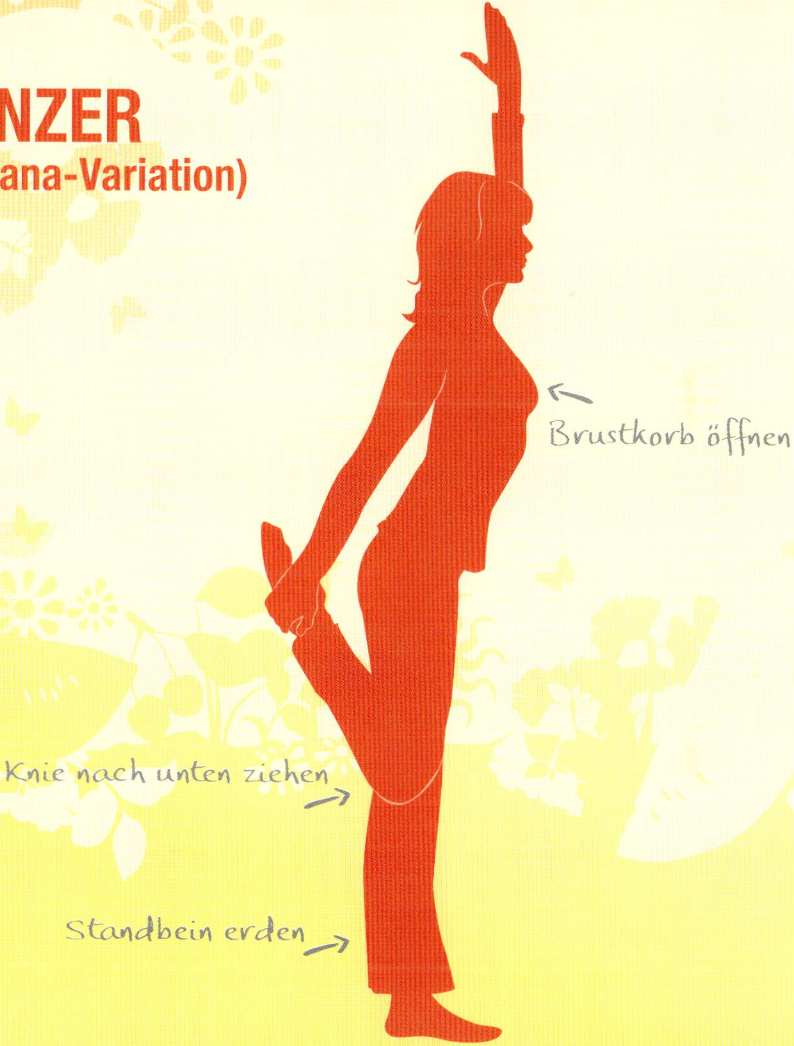

DIE KÜHLENDE ATMUNG
(Sitali Pranayama)

Einen bequemen Sitz mit aufrechter Wirbelsäule einnehmen. Die äußeren Ränder der Zunge nach innen rollen und die Zunge leicht zwischen den Zähnen vorschieben. Tief und sanft über die eingerollte Zunge die Luft mit einem leisen Zischlaut einatmen. Die Zunge einziehen und den Mund schließen. Mit verschlossener Stimmritze durch die Nase ausatmen. In der Kehle entsteht dabei ein Geräusch, als ob man einen Spiegel anhauchen würde (nur mit geschlossenem Mund). Diese Atmung zehn- bis zwölfmal wiederholen. Anschließend einige Male normal atmen. Tipp: Viele Menschen können die Zunge nicht der Länge nach einrollen. In diesem Fall die vorderen Zähne aufeinanderlegen, die Lippen sanft öffnen und die Luft zwischen den Zähnen einziehen.

Das bringt's

Wirkt kühlend auf den gesamten Körper. Beruhigt Augen und Ohren. Fördert die Verdauung.

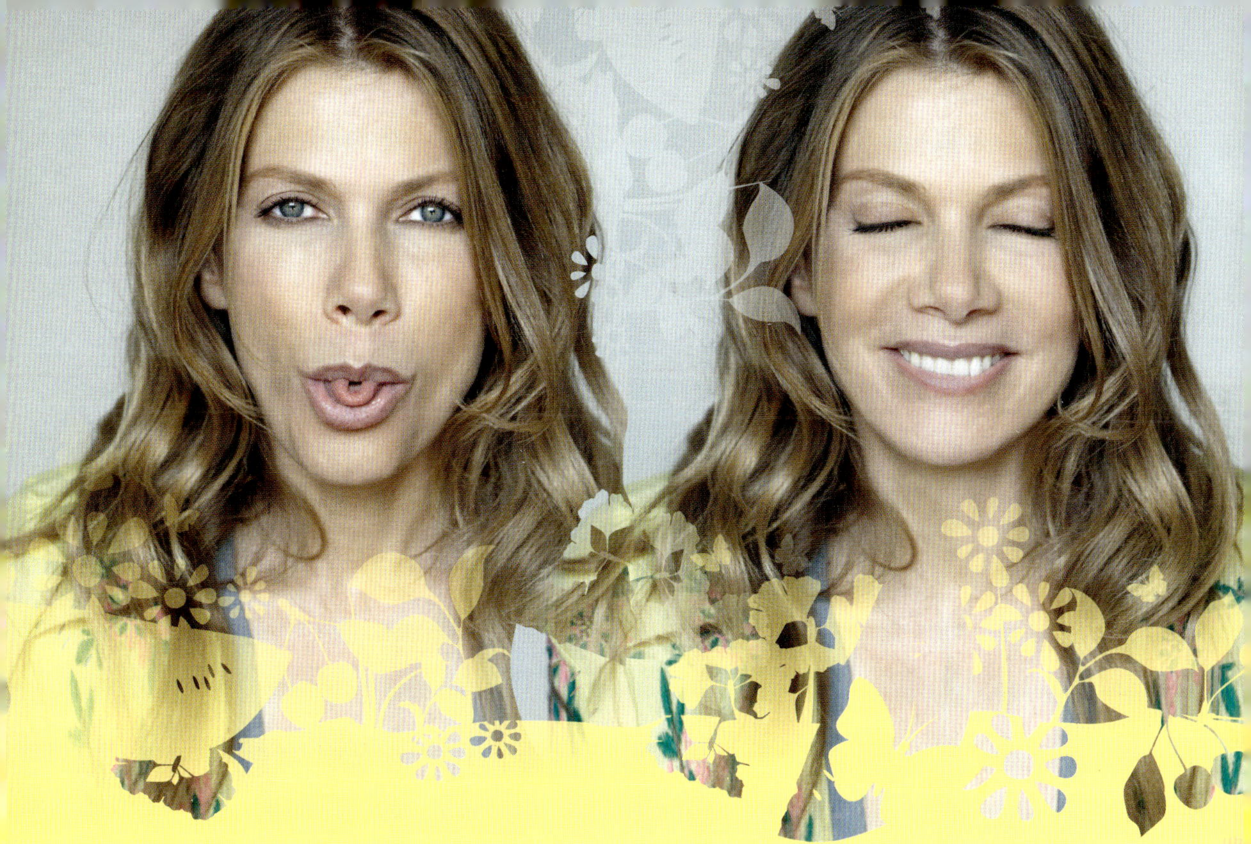

DIE KÜHLENDE ATMUNG
(Sitali Pranayama)

SOMMER-FLOW:

E = einatmend
A = ausatmend

Im Berg stehen (siehe Herbst-Asana 1). E den rechten Arm nach oben strecken. A den Oberkörper nach links neigen. E zurück zur Mitte kommen. A den Arm senken. Die Seiten wechseln . E beide Arme nach oben strecken und auf die Zehenspitzen kommen. A Fersen und Arme senken. Dreimal wiederholen . Die rechte Fußsohle am linken Bein ablegen. E und die Arme diagonal nach oben ausstrecken. Einige Atemzüge lang halten . A die rechte Hand auf dem rechten Bein ablegen. Zum Bein beugen. Einige Atemzüge halten . Asana und auf der anderen Seite wiederholen. Die Beine hüftbreit öffnen und A die Knie beugen. E den Rücken strecken und die Arme seitlich ausbreiten und halten . Die Knie noch tiefer beugen und ins Brett (siehe Frühlings-Asana 5) kommen. A die Knie absetzen und im Liegestütz langsam nach unten kommen . Auf den Bauch legen. Das rechte Bein anwinkeln und mit der rechten Hand zum Gesäß ziehen. Den Brustkorb anheben und in den halben Bogen kommen . Links wiederholen. Im Vierfüßler-Stand E den Brustkorb, das Kinn und das rechte Bein nach oben heben. A das rechte Knie und die Nase zusammenbringen. Einige Male wiederholen . Die Seiten wechseln. Vom Vierfüßler-Stand aus mit den Händen weit nach vorne wandern und die Brust zum Boden senken . Im Fersensitz die Hände auf die Knie bringen und durch die Nase einatmen. Durch den Mund mit herausgestreckter Zunge „ha“ ausatmen . Im Kniestand die Hände mit nach unten zeigenden Fingern an den unteren Rücken legen. Aus dem oberen Rücken heraus in die Rückbeuge kommen . Die Wirbelsäule aufrollen und zum Stehen kommen. Mit der rechten Hand den rechten Knöchel fassen, das Knie zeigt nach unten. Den linken Arm nach oben strecken . Die Seiten wechseln.

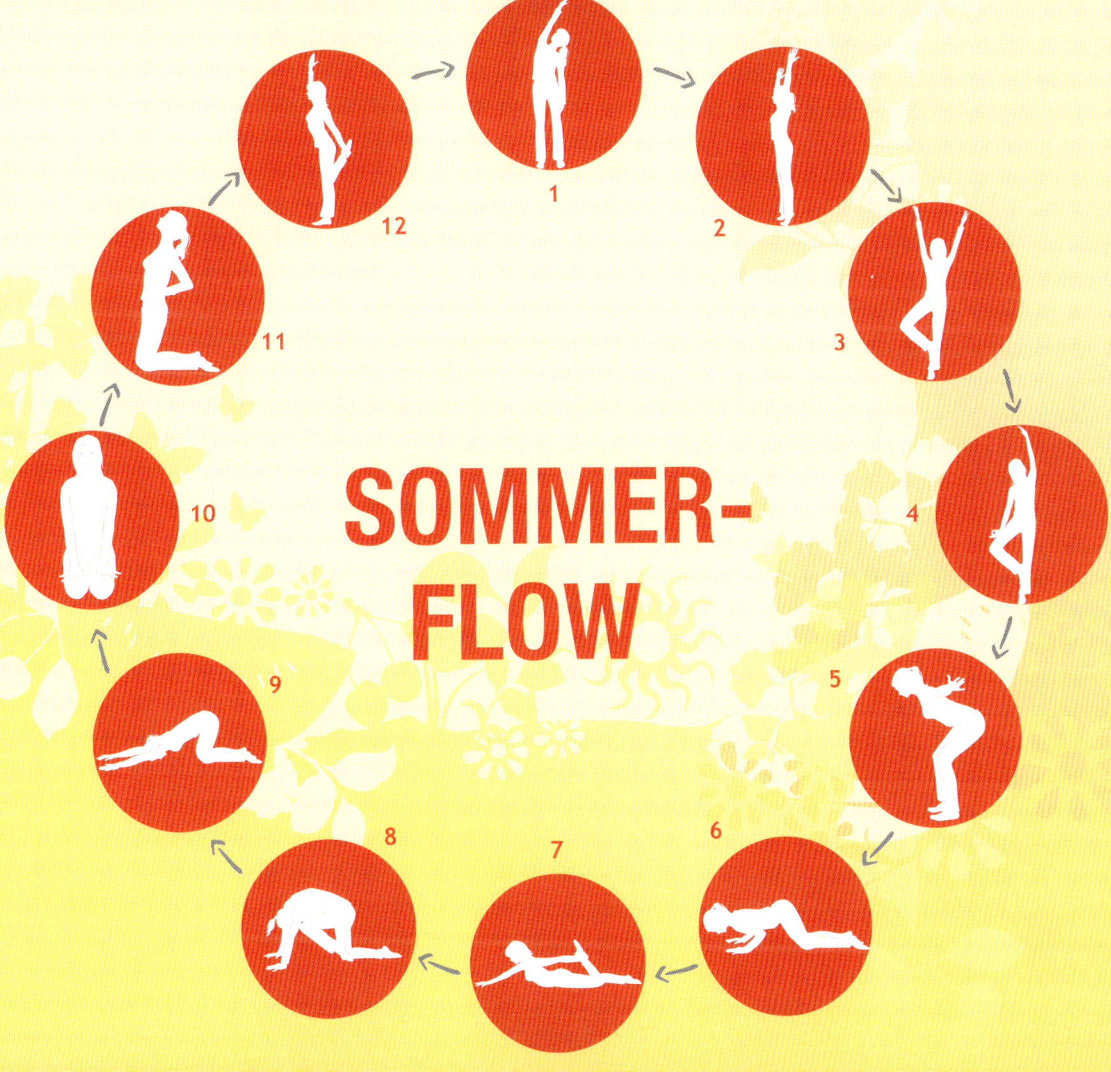
SOMMER-
FLOW
1
2
3
4
5
6
7
8
9
10
11
12

WAS BEDEUTET DER HERBST FÜR DEN KÖRPER?

Im Herbst wird das Klima kühler und windiger. Es wird früher dunkel und regnet häufiger. Ganz deutlich fühle ich, dass mein Körper nun vor allem Stabilität und Wärme benötigt. Balance ist ein wichtiges Stichwort für alle Lebensbereiche: Ich versuche, ausreichend zu schlafen, achte auf regelmäßige Mahlzeiten und vermeide Stress so gut wie möglich.

Die Stärkung des Immunsystems ist besonders wichtig, auch um mich auf den Winter vorzubereiten. Mein Rezept: frisch gepresste Säfte, Wechselduschen und viel Bewegung im Freien zur Stärkung der Abwehrkräfte.

HERBST

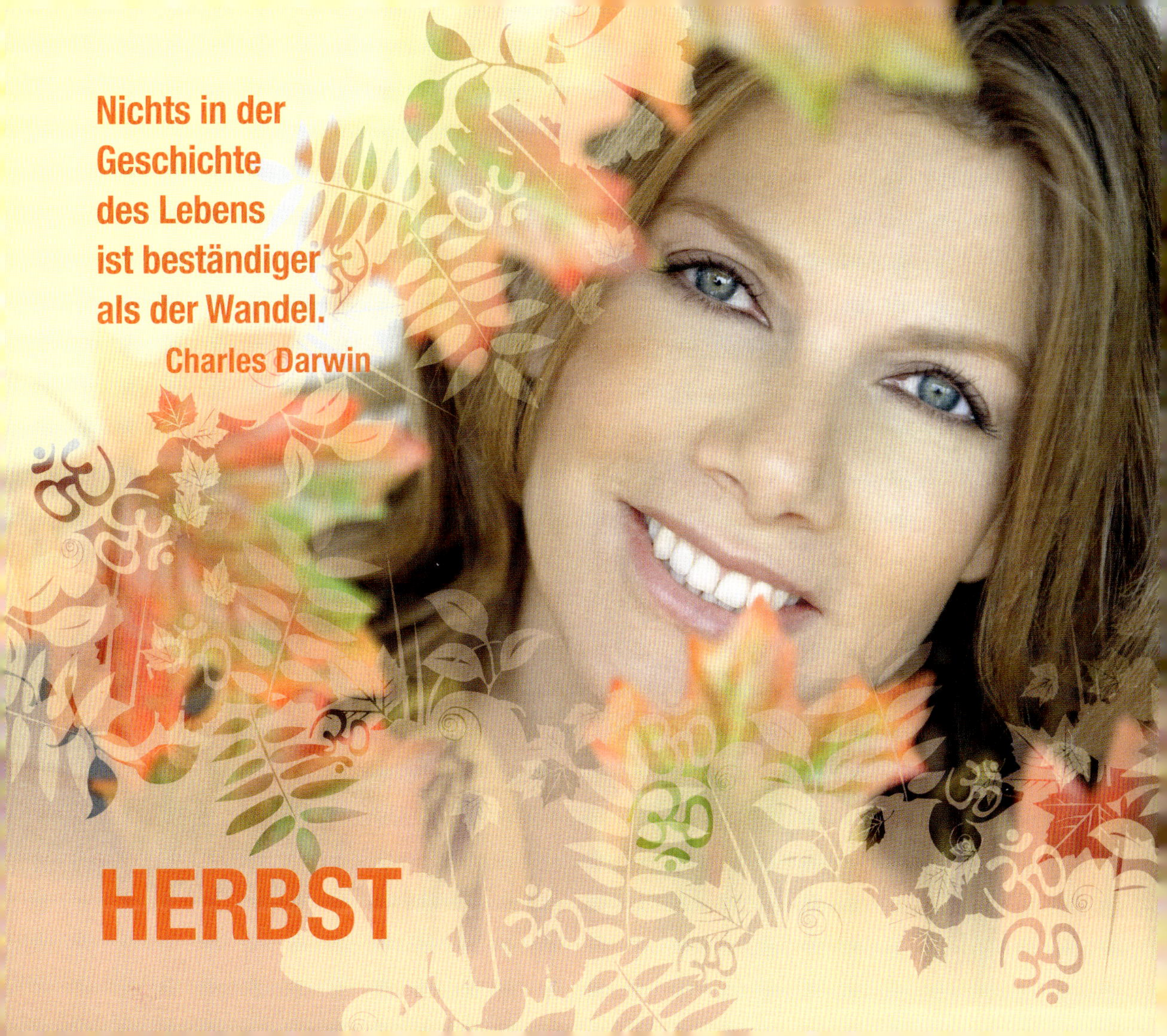

Nichts in der Geschichte des Lebens ist beständiger als der Wandel.

Charles Darwin

HERBST

ERNÄHRUNGSTIPPS FÜR DEN HERBST

Der Herbst ist mehr als nur die Übergangszeit zwischen Sommer und Winter. Anfangs beeinflusst die Wärme des Sommers zwar oft noch das Klima, aber sobald die Tage kürzer und kühler werden, schenke ich der Jahreszeit die notwendige Beachtung. Ich passe auch meine Ernährung an: Vor allem wärmende Speisen stärken mich.

- Jetzt ist die Jahreszeit für warme, cremige Suppen und Eintöpfe.

- Als wärmende Gemüsesorten gelten Auberginen, Kartoffeln, Karotten, Kürbis, Linsen.

- Mit Gewürzen wie Ingwer, Chili und Zimt erzeuge ich Hitze im Körper.

- Jetzt frühstücke ich auch öfter warm: Ich lasse eine Handvoll Haferflocken in Wasser aufkochen, gebe einige Bananen- und Apfelstücke dazu und verfeinere das Ganze mit Zimt, Kardamom und Mandelsplittern. Fertig!

KÜRBISCREMESUPPE

Ich liebe cremige Kürbissuppen – egal, ob mittags oder abends. Dafür einen Hokkaido-Kürbis (ca. 1 Kilo) waschen, Strunk und Kerne entfernen. 300 g Kartoffeln schälen. Alles in Würfel schneiden. Das Gemüse in 1,5 Liter Wasser und mit jeweils einem halben TL Koriander und Kurkuma etwa eine halbe Stunde lang kochen. Pürieren und mit etwa 100 ml Kokosmilch, etwas Muskatnuss, Thymian, Salz und Pfeffer abschmecken.

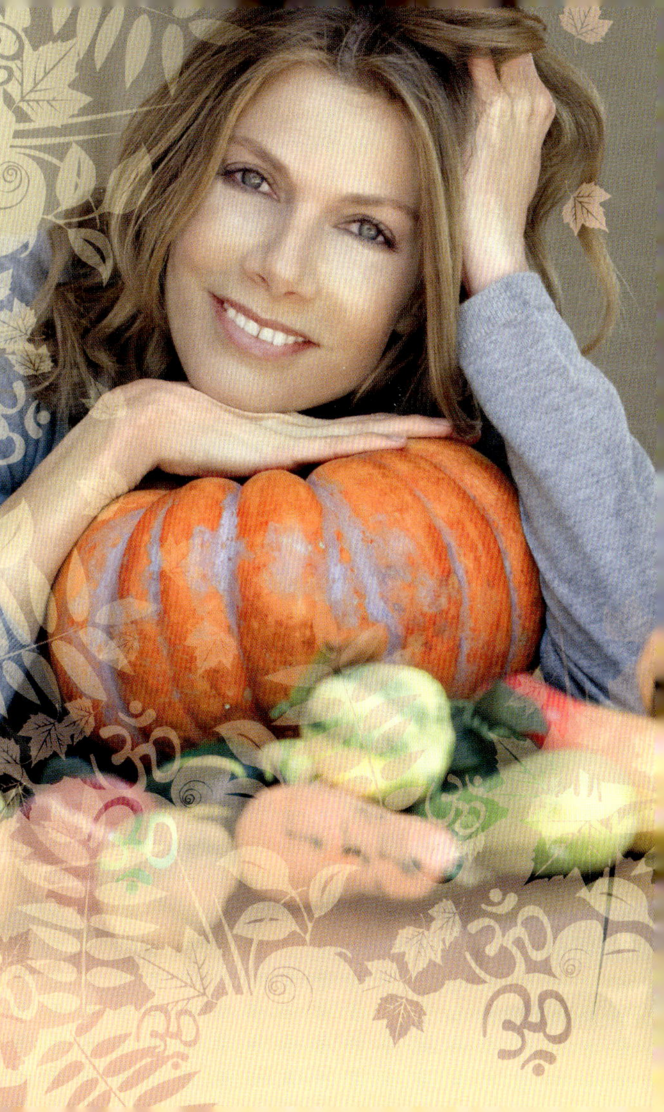

Das bringt's

Kürbisse gelten nicht nur als nährstoffreiches Gemüse, sie sind auch gut für die Gesundheit. Beispielsweise bei Blasen- und Nierenleiden werden sie bewusst empfohlen. Kürbissuppe wärmt, stärkt und erdet uns sowohl auf körperlicher, als auch auf mentaler Ebene.

1. BERGHALTUNG
(Tadasana)

So geht's

Mit geschlossenen Beinen aufrecht, als würde die gesamte Körperrückseite an einer Wand lehnen, am Anfang der Matte stehen. Die Hände vor die Brust in die Gebetshaltung bringen. Den Scheitel nach oben verlängern, die Schultern senken. Den Bauchnabel sanft nach innen ziehen. Mit jeder Einatmung „wachsen“: den ganzen Körper lang werden lassen. Mit jeder Ausatmung „verwurzeln“: die Fußsohlen fest auf der Erde spüren, das Steißbein nach unten verlängern – den Stand stabilisieren.

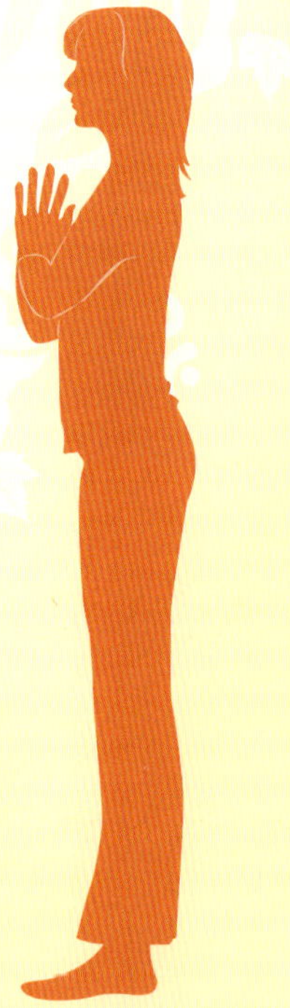

Das bringt's

Sorgt für Standfestigkeit. Verbessert die Haltung. Schafft ein Gefühl von Erdung und Stabilität. Stimmt auf die folgende Praxis ein.

1. BERGHALTUNG
(Tadasana)

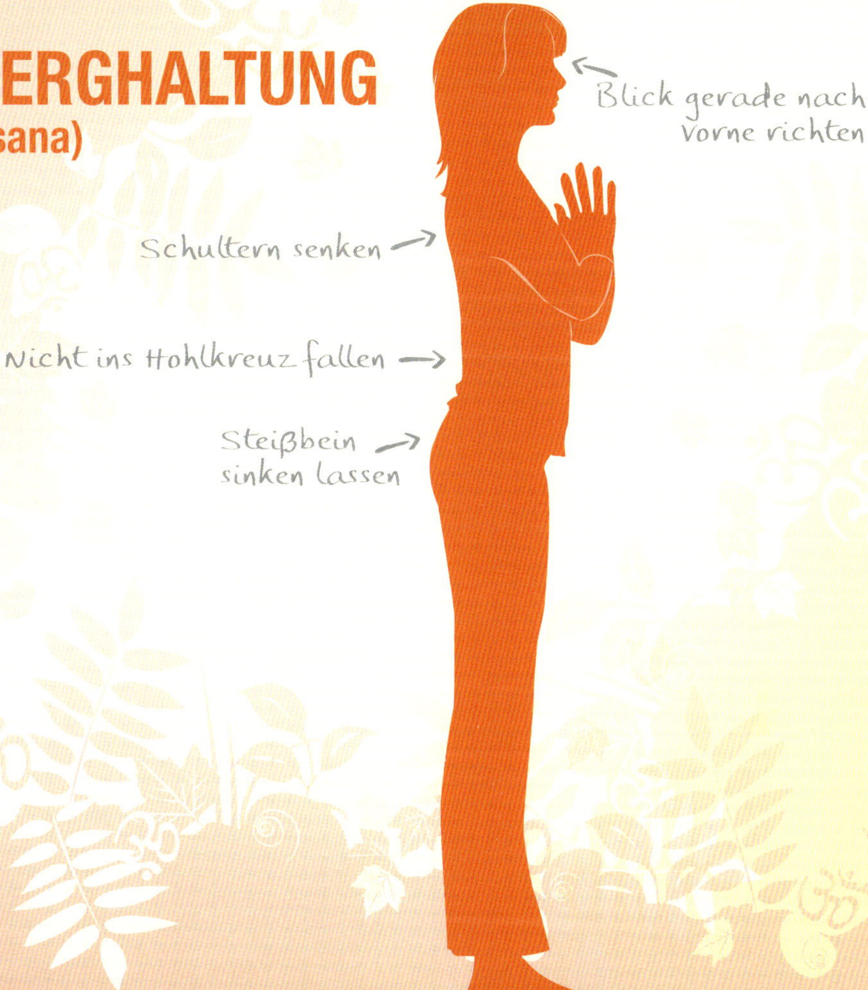
Blick gerade nach vorne richten
Schultern senken
Nicht ins Hohlkreuz fallen
Steißbein sinken lassen

2. STUHLSTELLUNG
(Utkatasana)

So geht's

In der Berghaltung die Knie tief beugen und das Gesäß weit zurücksetzen. Darauf achten, dass die Knie zusammen und über den Fußgelenken bleiben. Einatmend die Arme über vorne nach oben heben und schulterbreit geöffnet neben den Ohren halten. Ausatmend das Steißbein und die Schultern senken. Den Bauchnabel nach innen zur Wirbelsäule ziehen, den unteren Rücken lang machen. Den Blick nach vorne richten. Drei- bis fünfmal tief und gleichmäßig in den Brustkorb atmen.

Das bringt's

Sorgt für Standfestigkeit. Kräftigt die Bein- und Rückenmuskulatur. Dehnt die Schultern und den Brustkorb. Stimuliert die Bauchorgane.

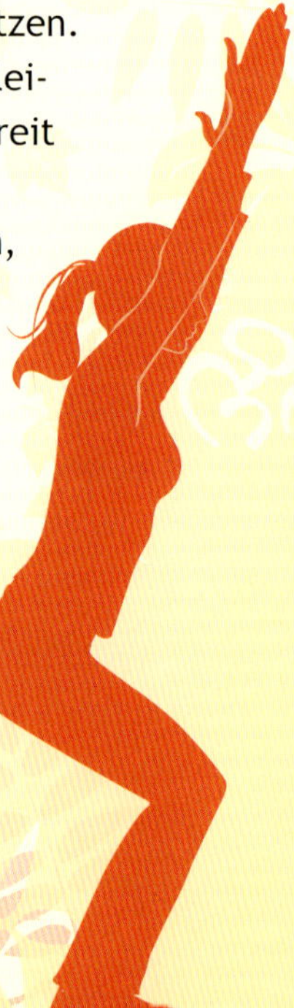

2. STUHLSTELLUNG
(Utkatasana)

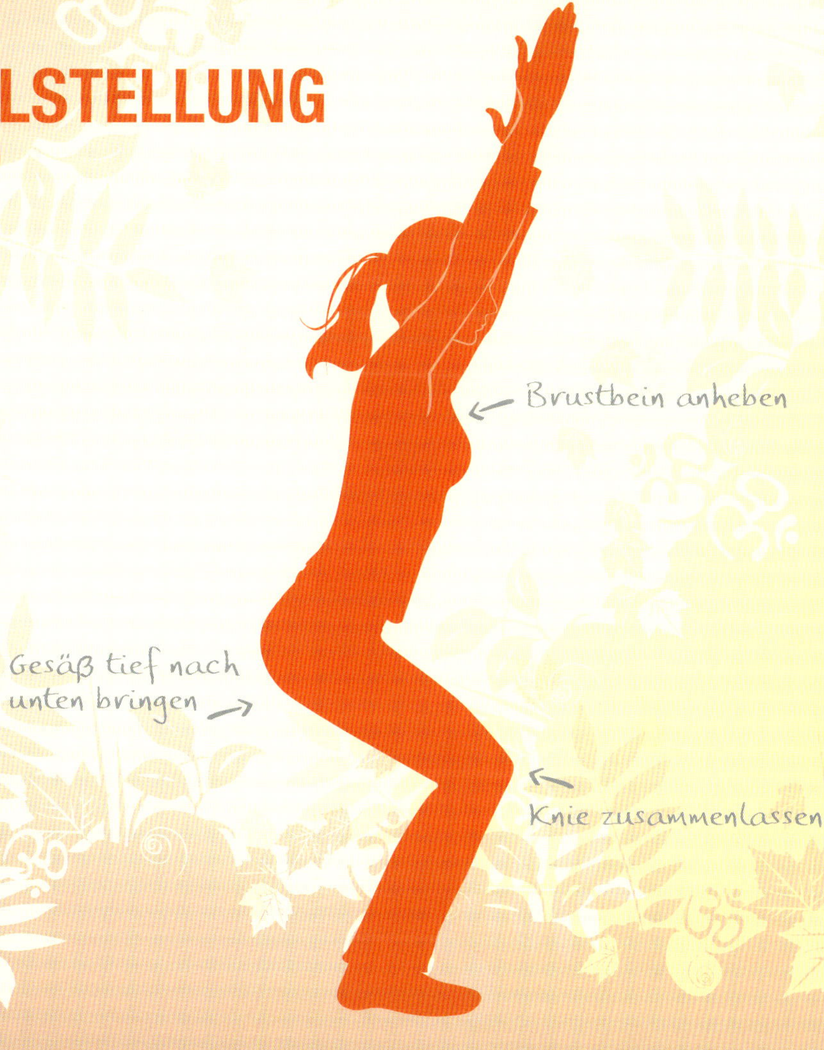

3. STUHLSTELLUNG MIT TWIST
(Parivrtta Utkatasana-Variation)

So geht's

In die Stuhlstellung (siehe vorherige Haltung) kommen. Mit der Einatmung den Oberkörper nach rechts drehen und den rechten Arm senkrecht nach oben strecken. Den linken Arm außen ans rechte Knie legen. Die Knie und das Becken stabil in der Mitte halten und zum oberen Arm blicken. Drei Atemzüge lang halten: Mit jeder Einatmung die Wirbelsäule verlängern und mit jeder Ausatmung etwas stärker drehen. Anschließend die Seiten wechseln.

Das bringt's

Kräftigt die Beinmuskulatur. Mobilisiert die Wirbelsäule. Öffnet Schultern und Brustkorb. Stimuliert die Bauchorgane und wirkt verdauungsfördernd.

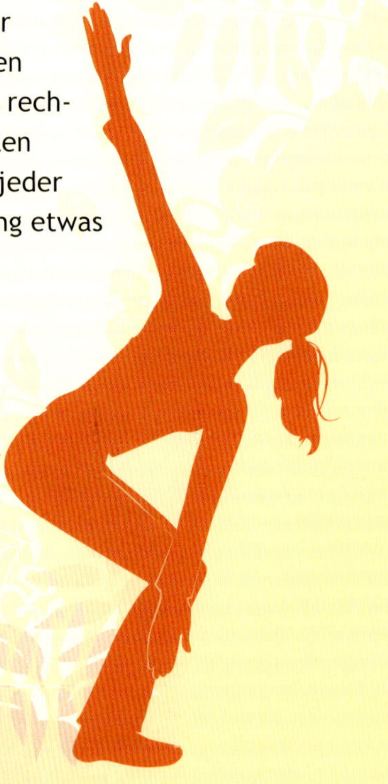

3. STUHLSTELLUNG MIT TWIST
(Parivrtta Utkatasana-Variation)

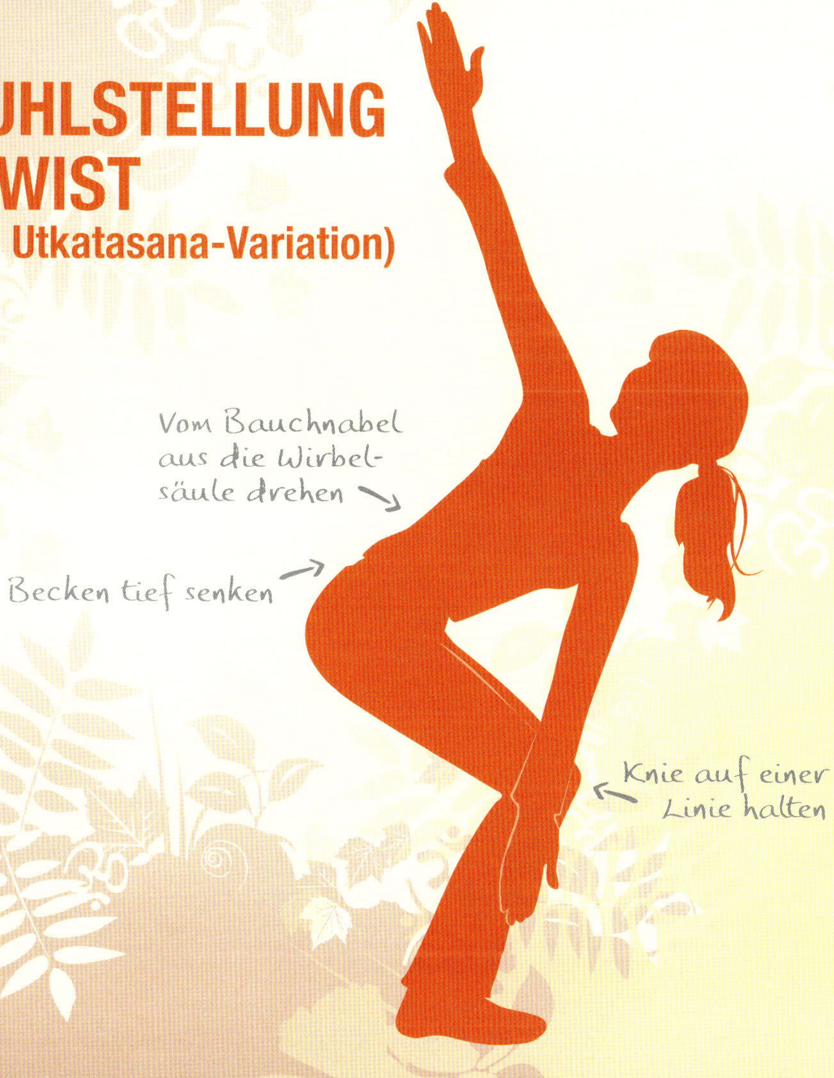
Vom Bauchnabel aus die Wirbelsäule drehen
Becken tief senken
Knie auf einer Linie halten

4. VORBEUGE
(Uttanasana-Variation)

So geht's

Im Stand die Beine hüftbreit öffnen. Die Knie beugen. Ausatmend den Oberkörper nach vorne beugen, die Arme dabei locker nach unten hängen lassen. Ruhig und gleichmäßig atmen und die Position für einige Zeit halten. Beim Einatmen Länge in der Vorderseite des Oberkörpers schaffen, beim Ausatmen den Oberkörper, Kopf und Nacken loslassen. Tipp: Geübte können versuchen, in dieser Haltung die Beine zu strecken.

Das bringt's

Beruhigt und entspannt. Stimuliert Nieren und Leber.
Fördert die Verdauung.

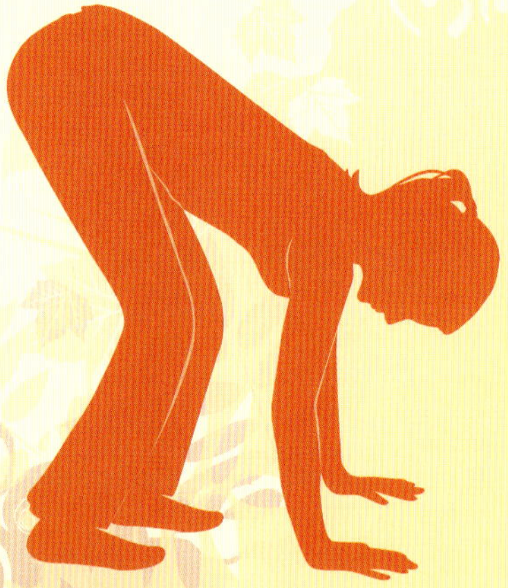

4. VORBEUGE
(Uttanasana-Variation)

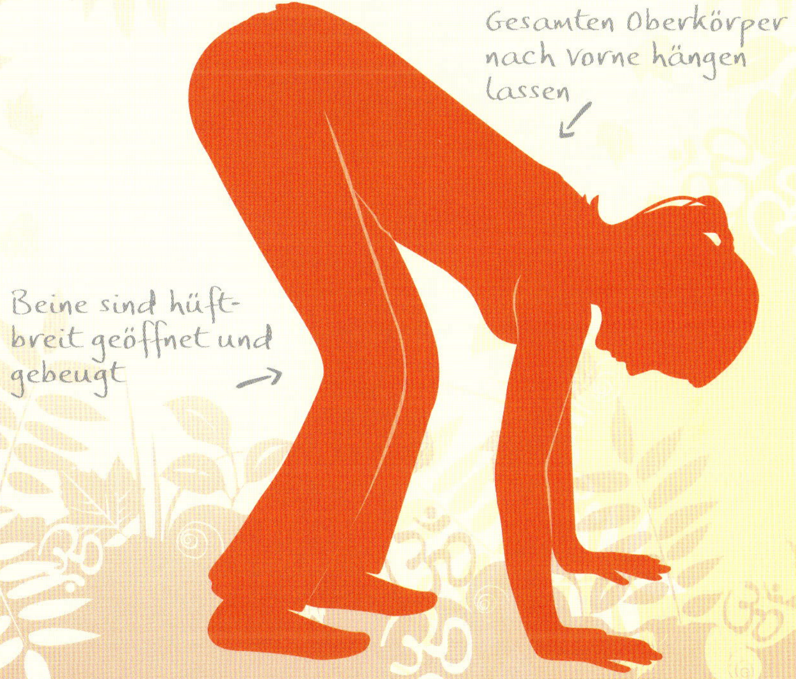
Gesamten Oberkörper nach vorne hängen lassen
Beine sind hüftbreit geöffnet und gebeugt

5. HOCKSITZ MIT GEBETSHALTUNG
(Malasana-Variation)

So geht's

In einer breiten Grätsche mit etwa einer Beinlänge Abstand zwischen den Füßen stehen. Die Zehenspitzen zeigen diagonal nach außen. Die Hände vor dem Brustkorb in die Gebetshaltung bringen. Ausatmend die Knie tief beugen und das Gesäß senkrecht nach unten bringen. Darauf achten, dass die Knie über den Fußgelenken bleiben und die Oberschenkel parallel zur Erde sind. Einatmend die Wirbelsäule verlängern. Etwa fünf Atemzüge lang halten.

Das bringt's

Mobilisiert das Hüftgelenk. Dehnt Leisten, Fußgelenke und den Bauch.

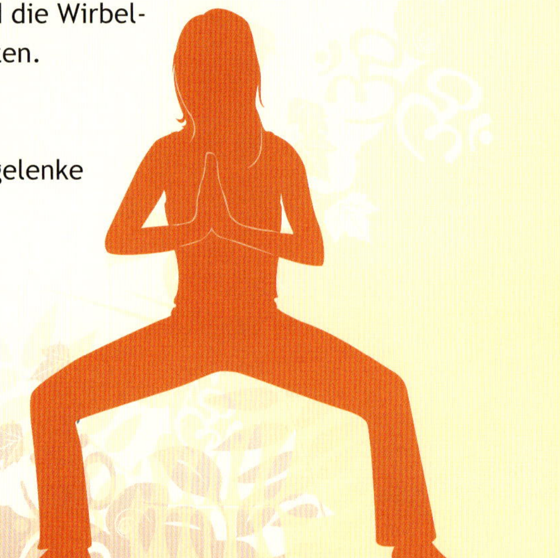

5. HOCKSITZ MIT GEBETSHALTUNG
(Malasana-Variation)

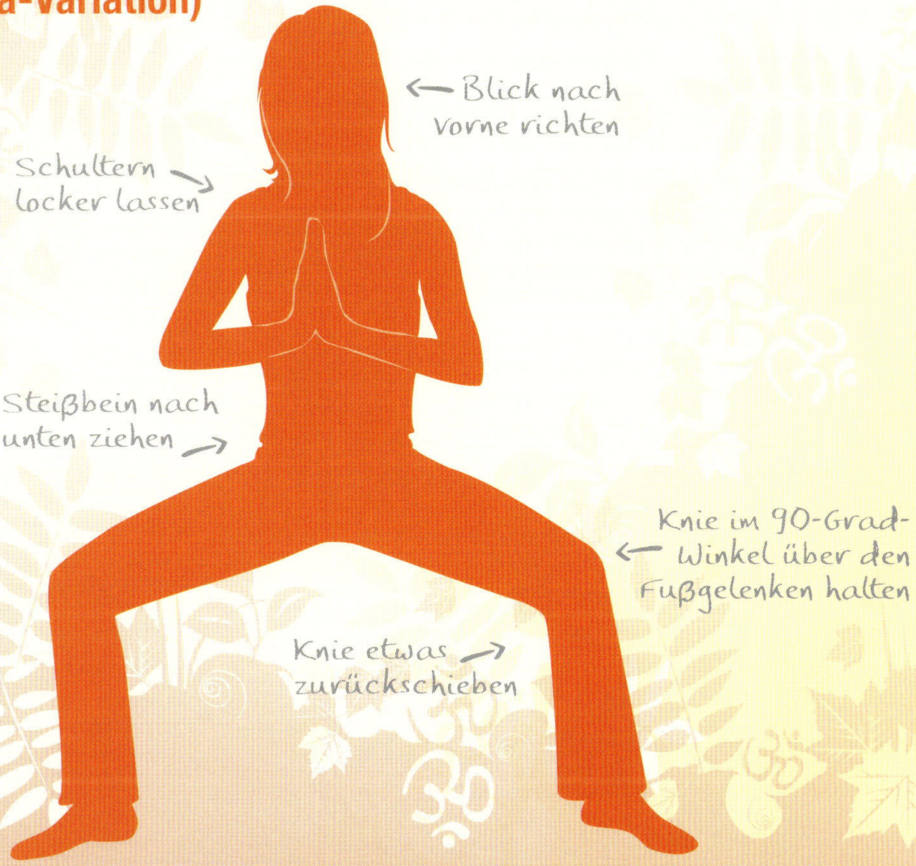
Blick nach vorne richten
Schultern locker lassen
Steißbein nach unten ziehen
Knie im 90-Grad-Winkel über den Fußgelenken halten
Knie etwas zurückschieben

6. HOCKSITZ MIT TWIST
(Parivrtta Malasana-Variation)

So geht's

In den Hocksitz (siehe vorherige Haltung) kommen. Den linken gestreckten Arm innen an das linke Knie legen. Einatmen und den Oberkörper nach rechts aufdrehen, dabei den rechten Arm nach oben strecken. Ausatmen und die Wirbelsäule etwas mehr drehen. Nach oben zur Hand blicken. Darauf achten, dass das Becken und die Beine stabil bleiben. Etwa drei Atemzüge lang halten. Zur Mitte zurückkommen und die Seiten wechseln.

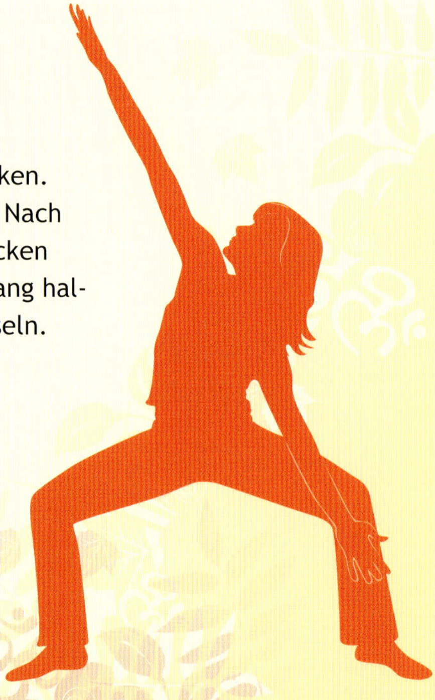

Das bringt's

Mobilisiert das Hüftgelenk und die Wirbelsäule. Dehnt Leisten und Fußgelenke. Öffnet den Brustkorb. Stimuliert die Bauchorgane und wirkt verdauungsfördernd.

6. HOCKSITZ MIT TWIST
(Parivrtta Malasana-Variation)

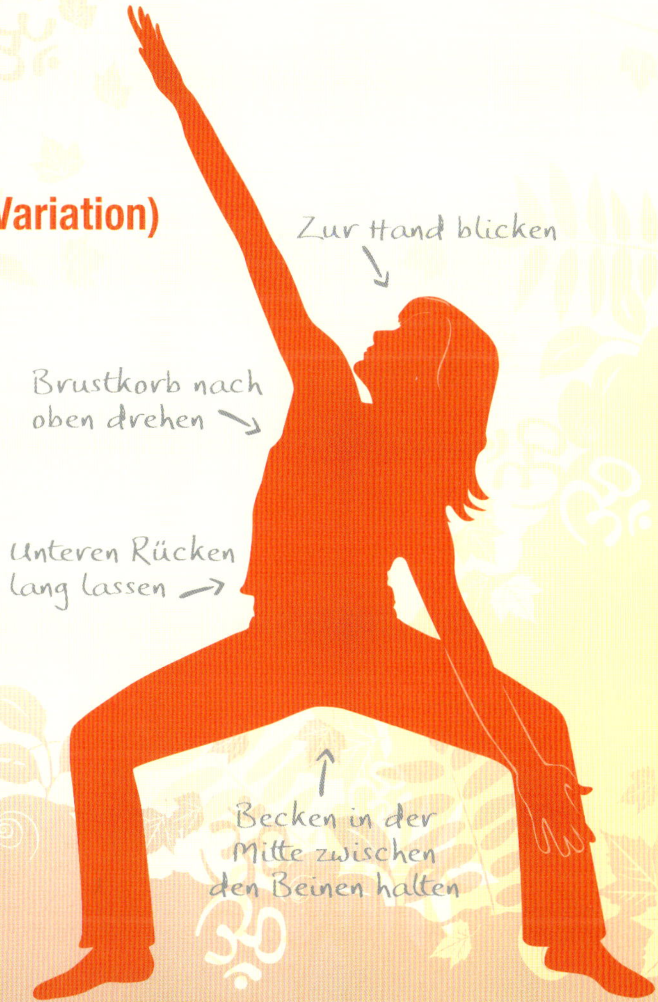

Zur Hand blicken
Brustkorb nach oben drehen
Unteren Rücken lang lassen
Becken in der Mitte zwischen den Beinen halten

7. HUND AUF ZEHENSPITZEN
(Adho Mukha Svanasana-Variation)

So geht's

Im Vierfüßler-Stand beginnen. Die Zehen aufstellen. Ausatmen und die Knie vom Boden heben. Mit der Einatmung die Arme und die Wirbelsäule strecken. Die Gesäßknochen in Richtung Decke schieben. Mit der Ausatmung die Beine strecken, die Fersen dabei in der Luft lassen. Entspannt den Kopf hängen lassen. Für drei bis fünf tiefe Atemzüge halten. Geübte können versuchen, die Beine auszustrecken.

Das bringt's

Kräftigt die Arme und Beine. Dehnt die Beinrückseite, Schultern, Achselhöhlen und Handgelenke. Aktiviert den gesamten Körper und beruhigt den Geist.

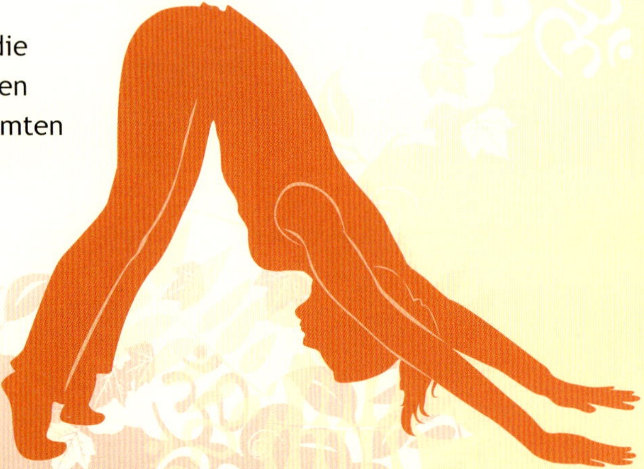

7. HUND AUF ZEHENSPITZEN
(Adho Mukha Svanasana-Variation)

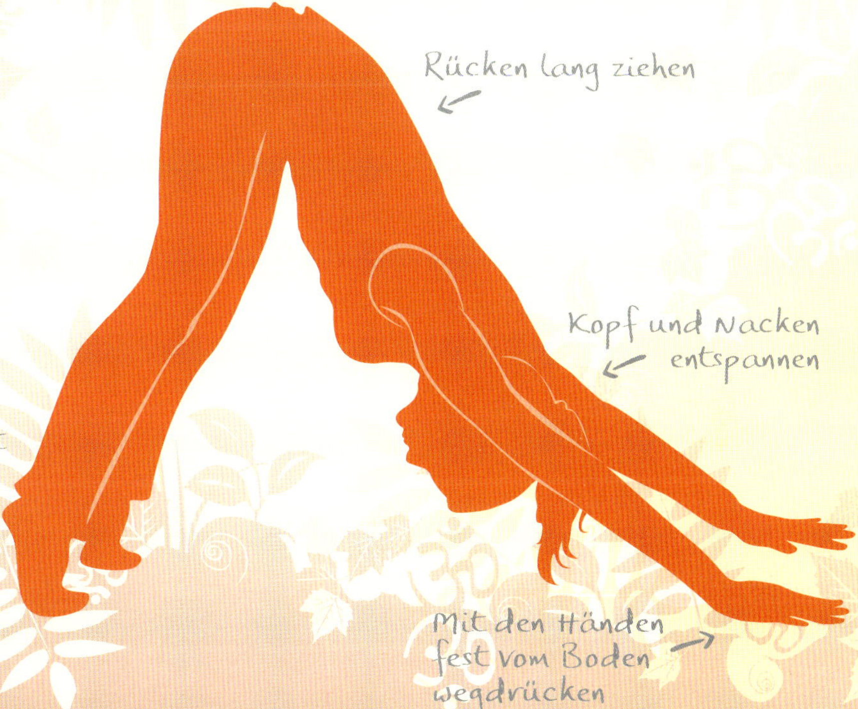
Rücken lang ziehen
Kopf und Nacken entspannen
Fersen weit nach oben heben
Mit den Händen fest vom Boden wegdrücken

8. HALBMOND
(Anjaneyasana)

So geht's

Vom Hund (siehe vorherige Haltung) aus den rechten Fuß nach vorne zwischen die Hände stellen. Das Knie genau über dem Fußgelenk halten. Das linke Knie auf die Erde ablegen und so weit nach hinten schieben, bis eine Dehnung im Oberschenkel zu spüren ist. Einatmend den Oberkörper und die Arme nach oben heben. Die Handflächen zeigen auf Schulterbreite zueinander. Ausatmend das Becken senken. Den Brustkorb heben, leicht zurückbeugen und zu den Händen blicken. Etwa drei Atemzüge lang halten, dann die Seiten wechseln.

Das bringt's

Dehnt die Oberschenkelvorderseite, Leisten und Hüften.
Öffnet den Brustkorb.

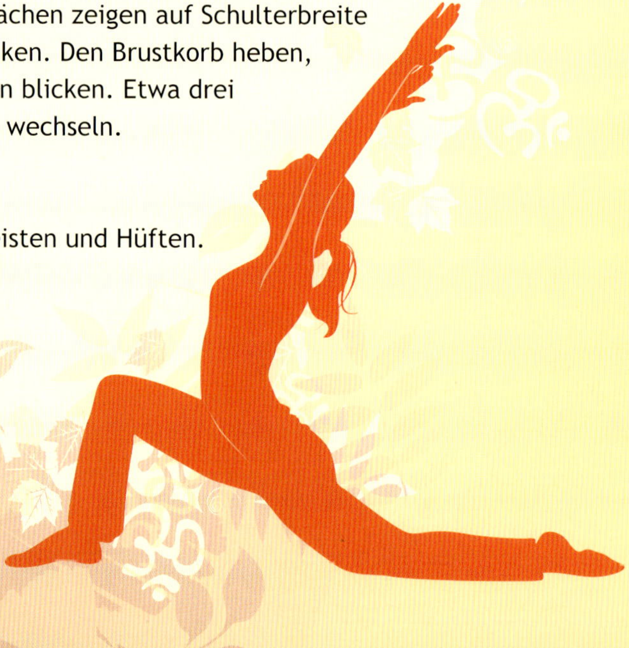

8. HALBMOND
(Anjaneyasana)

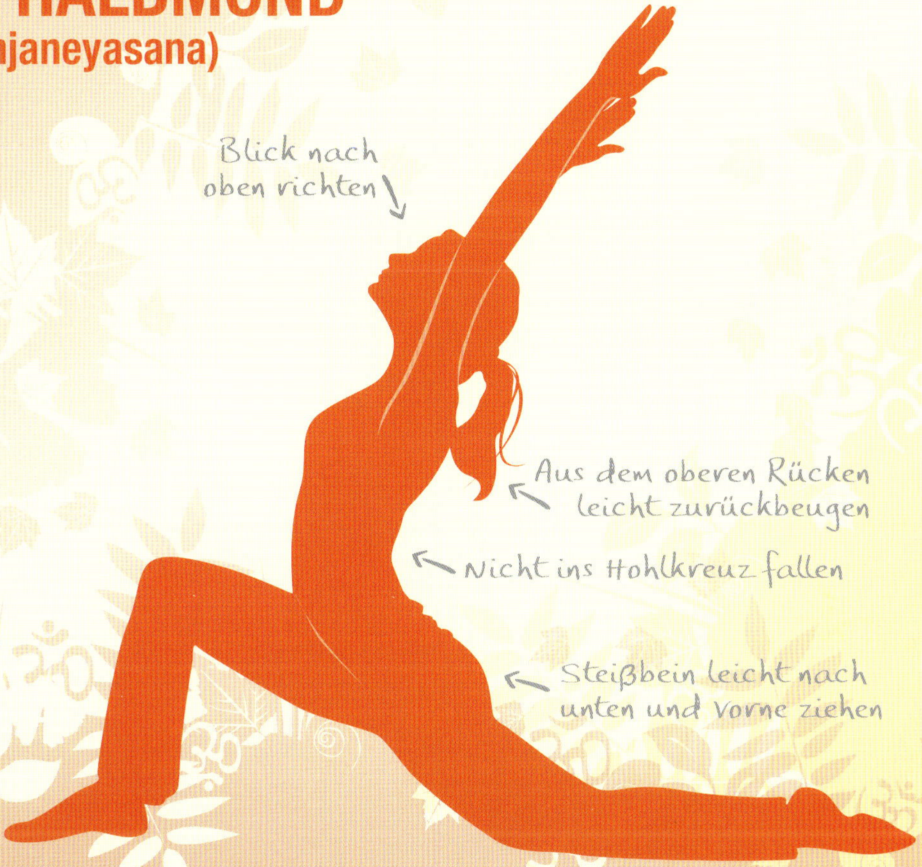
Blick nach oben richten
Aus dem oberen Rücken leicht zurückbeugen
Nicht ins Hohlkreuz fallen
Steißbein leicht nach unten und vorne ziehen

9. HÜFTDEHNUNG

So geht's

Im tiefen Ausfallschritt beginnen: Das rechte Bein ist vorne, das hintere Bein ist gestreckt und die Ferse in der Luft. Beide Hände auf der Innenseite des rechten Fußes auf die Matte bringen. Den Rücken gerade und beide Hüftknochen auf derselben Ebene halten. Mit jeder Einatmung die Wirbelsäule verlängern und die linke Ferse nach hinten schieben. Mit jeder Ausatmung versuchen, den Oberkörper weiter nach unten zu beugen und etwas tiefer in die Hüftöffnung zu sinken. Nach etwa fünf Atemzügen die Seiten wechseln.

Das bringt's

Dehnung der Hüften und Leisten.

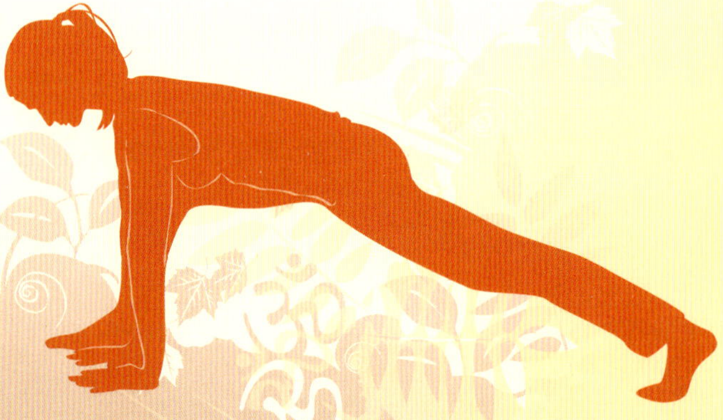

9. HÜFTDEHNUNG

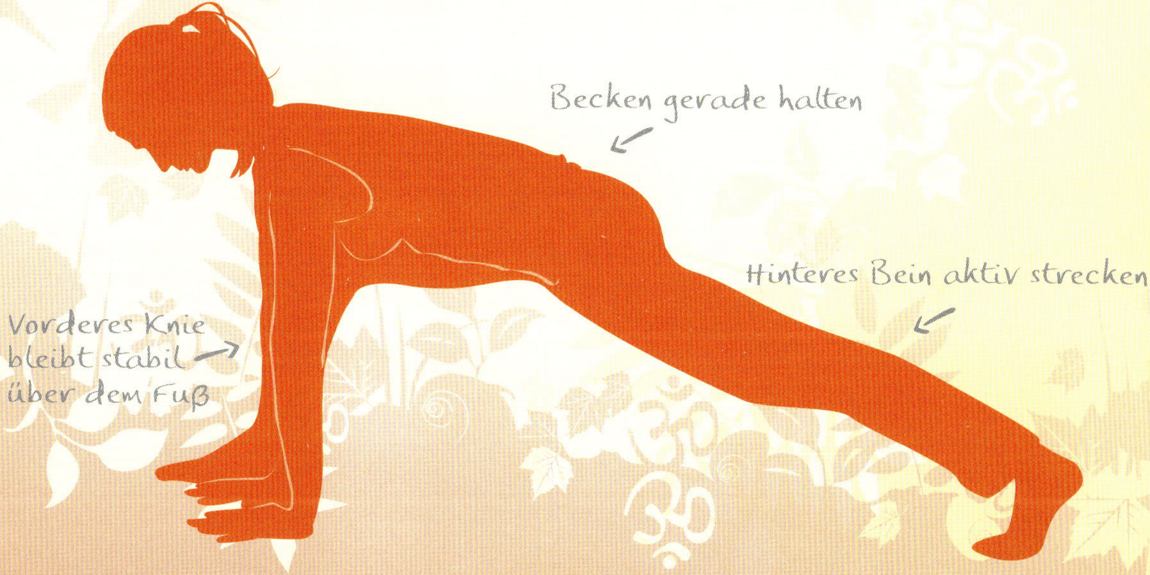

10. KRIEGER I
(Virabhadrasana I)

So geht's

Im Berg (siehe Herbst-Asana 1) beginnen. Mit dem rechten Fuß einen großen Schritt zurück machen. Beide Fersen auf eine Linie bringen. Die hinteren Zehen diagonal aufdrehen und im 45-Grad-Winkel halten. Das Becken und den Oberkörper nach vorne drehen, dabei die Position der Füße nicht verändern. Ausatmend das vordere Knie beugen, bis es sich über dem Fußgelenk befindet, dabei darauf achten, dass die Hüften parallel bleiben. Einatmend die Arme über vorne nach oben strecken. Auf Schulterbreite öffnen. Mit jeder Einatmung den Oberkörper strecken, mit jeder Ausatmung das vordere Bein tiefer beugen. Nach etwa fünf Atemzügen die Seiten wechseln.

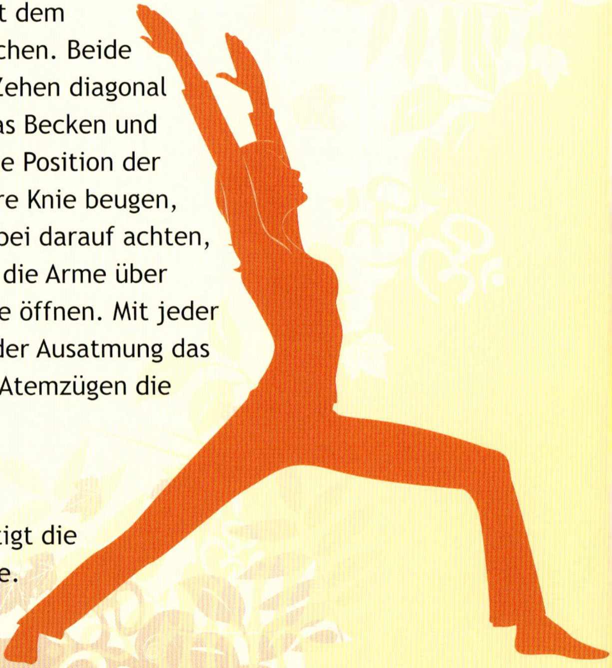

Das bringt's

Dehnt Brustkorb, Schultern und Bauch. Kräftigt die Rückenmuskeln. Kräftigt und dehnt die Beine. Fördert das Durchhaltevermögen.

10. KRIEGER I
(Virabhadrasana I)

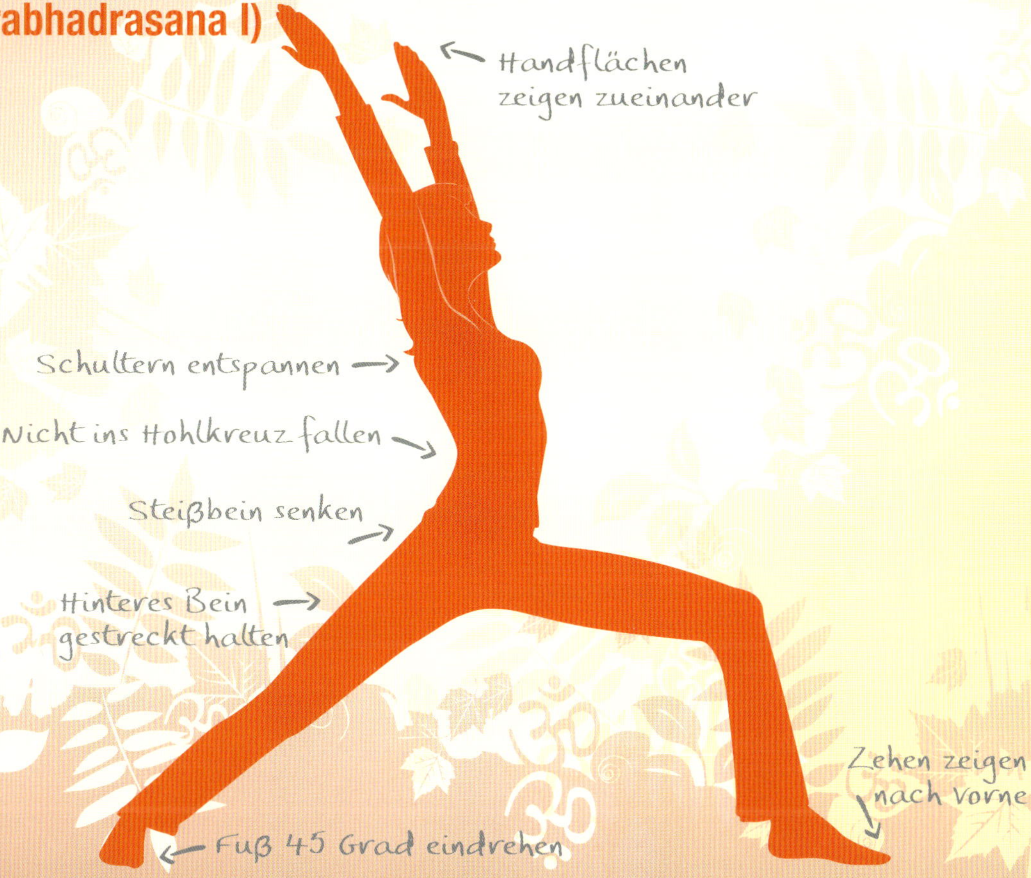
Handflächen
zeigen zueinander
Schultern entspannen
Nicht ins Hohlkreuz fallen
Steißbein senken
Hinteres Bein
gestreckt halten
Zehen zeigen
nach vorne
Fuß 45 Grad eindrehen

11. KRIEGER II
(Virabhadrasana II)

So geht's

Dieselbe Beinhaltung wie im Krieger I (siehe vorherige Übung) einnehmen. Den Oberkörper und das Becken zur Seite drehen. Einatmend die gestreckten Arme auf Schulterhöhe heben, die Handflächen zeigen dabei nach unten. Zur vorderen Hand blicken. Ausatmend das linke Knie tiefer beugen und die Schultern und das Steißbein senken. Beide Seiten des Oberkörpers gleich lang ziehen. Für etwa fünf Atemzüge halten, dann die Seiten wechseln.

Das bringt's

Kräftigt und dehnt die Beine. Dehnt die Leisten und den Brustkorb. Stimuliert die Bauchorgane. Fördert das Durchhaltevermögen.

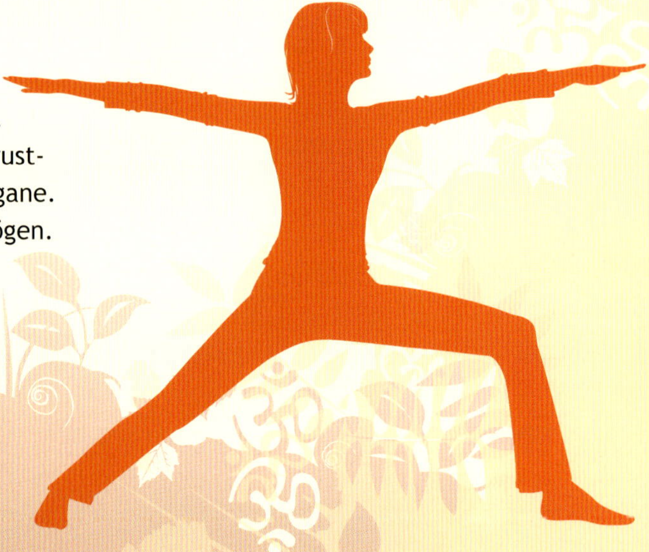

11. KRIEGER II
(Virabhadrasana II)

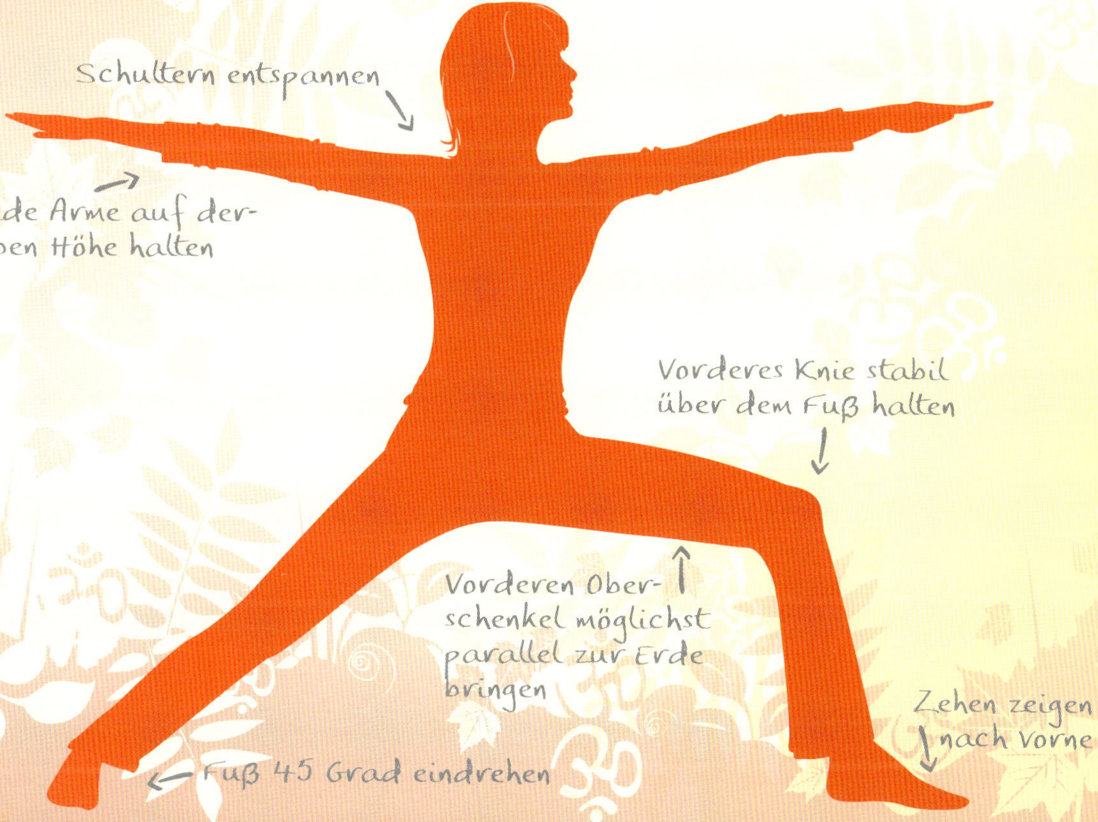
Schultern entspannen
Beide Arme auf derselben Höhe halten
Vorderes Knie stabil über dem Fuß halten
Vorderen Oberschenkel möglichst parallel zur Erde bringen
Zehen zeigen nach vorne
Fuß 45 Grad eindrehen

12. DREIECK
(Utthita Trikonasana)

So geht's

Im Berg (siehe Herbst-Asana 1) beginnen. Mit rechts einen großen Schritt, ungefähr eine Beinlänge, zurück machen. Beide Fersen auf eine Linie bringen, die hinteren Zehen diagonal nach außen drehen. Beide Beine bleiben gestreckt. Einatmend die Arme auf Schulterhöhe heben, ausatmend den linken Arm und den Oberkörper über das linke Bein neigen und die Hand auf dem linken Bein absetzen. Dabei den rechten Arm nach oben strecken. Zur oberen Hand blicken. Halten und mit jeder Einatmung die Wirbelsäule vom Bauchnabel aus weiter aufdrehen, das Brustbein nach oben richten. Nach einigen Atemzügen die Seiten wechseln.

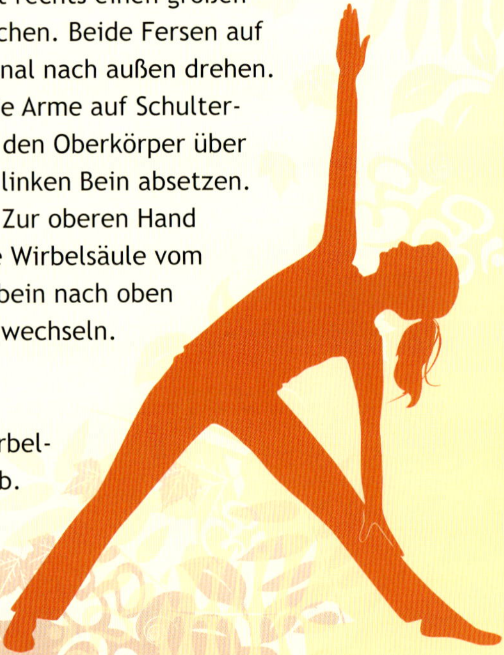

Das bringt's

Dehnt und kräftigt die Beine. Streckt die Wirbelsäule. Dehnt die Schultern und den Brustkorb. Stimuliert die Bauchorgane.

12. DREIECK
(Utthita Trikonasana)

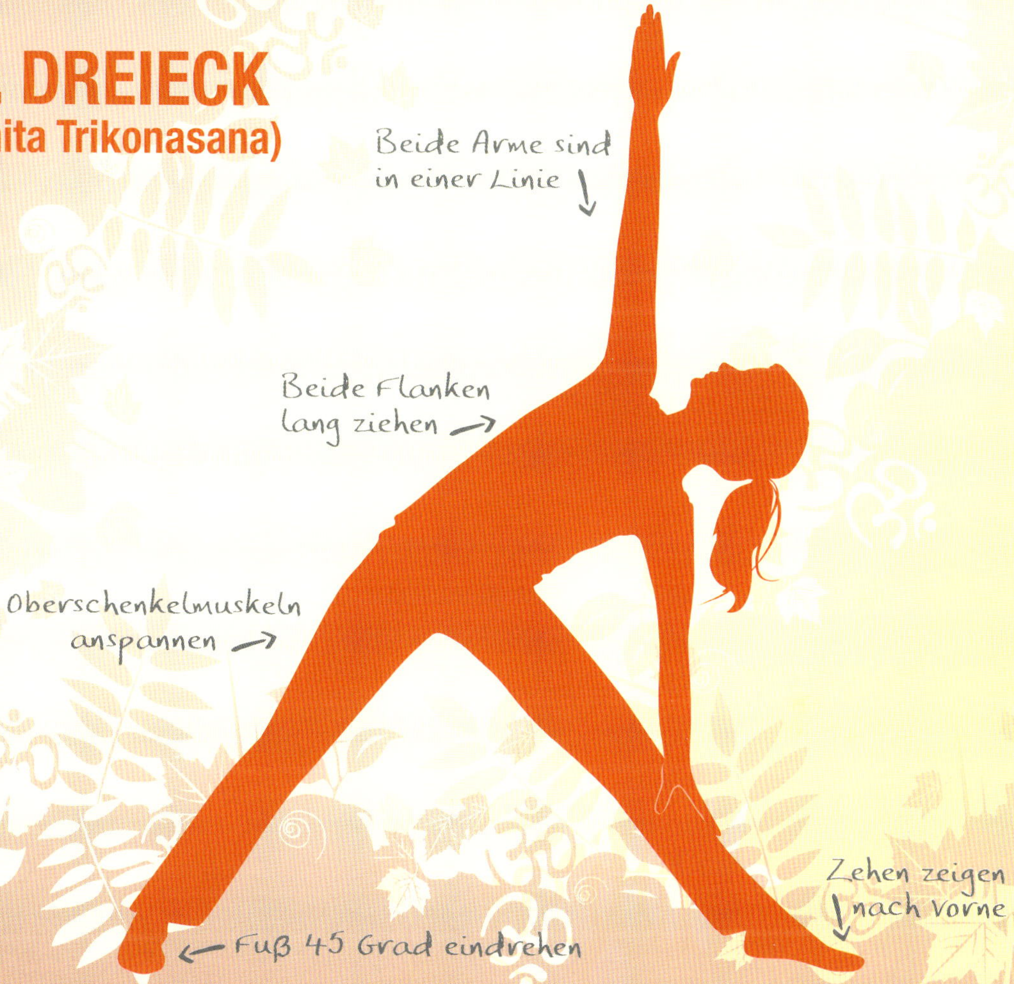

Beide Arme sind in einer Linie
Beide Flanken lang ziehen
Oberschenkelmuskeln anspannen
Fuß 45 Grad eindrehen
Zehen zeigen nach vorne

DIE UJJAYI-ATMUNG
(Die „siegreiche“ Atmung)

Mit geschlossenen Augen und geradem Rücken im Schneidersitz sitzen. Die Hände vor der Brust in die Gebetshaltung bringen. Den Fokus nach innen richten und nach und nach die Ein- und Ausatmung gleich lang werden lassen. Dann zur Ujjayi-Atmung übergehen: tief einatmen und beim Ausatmen die Stimmritze verschließen. Dabei entsteht ein Geräusch, als ob man mit geschlossenem Mund eine Glasscheibe anhauchen wollte. Zehn- bis zwölfmal auf diese Weise atmen. Anschließend gleichmäßig atmen und den eigenen Atem ein paar Sekunden lang bewusst wahrnehmen.

Das bringt's

Die Ujjayi-Atmung sorgt für eine vermehrte Sauerstoffzufuhr im Körper. Sie erwärmt die Lungen, aktiviert das Zwerchfell und beruhigt die Nerven.

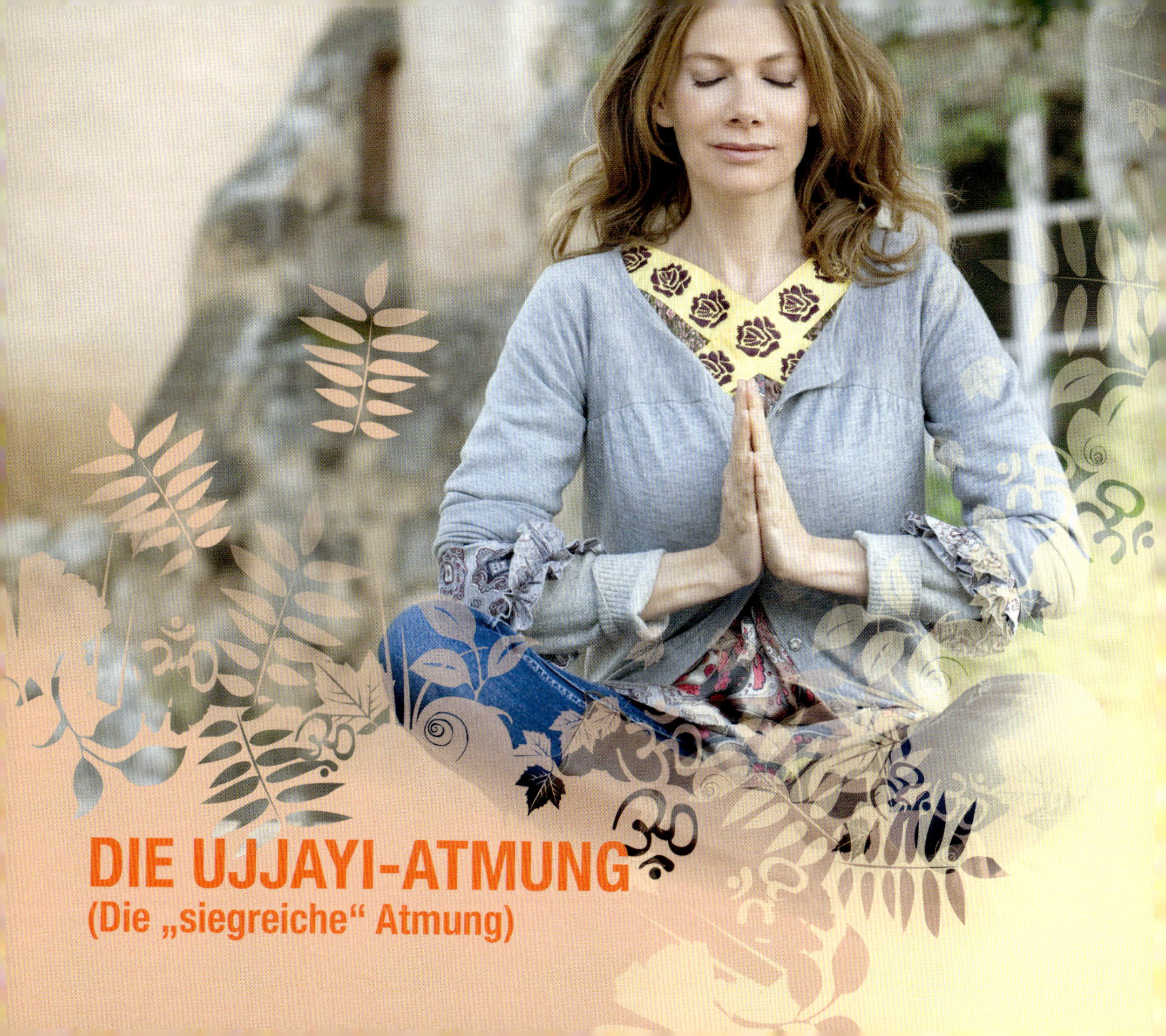

DIE UJJAYI-ATMUNG
(Die „siegreiche“ Atmung)

HERBST-FLOW:

E = einatmend
A = ausatmend

Mit den Händen in der Gebetshaltung im Berg stehen. Ruhig und gleichmäßig atmen. A die Knie beugen und das Gesäß weit zurücksetzen. E die Arme nach oben heben und schulterbreit öffnen. Einige Atemzüge lang halten. A den Brustkorb nach rechts drehen. Die linke Hand ans rechte Knie legen. E den rechten Arm nach oben strecken. Der Blick folgt. Die Haltung auf der anderen Seite wiederholen und anschließend zur Mitte zurückkommen. Die Beine hüftbreit öffnen, die Knie beugen. A den Oberkörper und die Arme hängen lassen. Wirbel für Wirbel nach oben rollen. Den rechten Fuß zurücksetzen und in die Grätsche kommen, die Zehenspitzen zeigen diagonal nach außen. Die Hände in die Gebetshaltung bringen. A die Knie beugen und das Gesäß senken. Den linken Arm innen an das linke Knie legen. E den Oberkörper nach rechts aufdrehen und den rechten Arm nach oben strecken. In den Vierfüßler-Stand kommen. Die Zehen aufstellen. A das Becken heben. Die Beine strecken, auf den Zehenspitzen bleiben. Den rechten Fuß nach vorne zwischen die Hände stellen. Das linke Knie auf die Erde ablegen und nach hinten schieben. E den Oberkörper und die Arme heben. Das hintere Bein strecken, die Zehen sind aufgestellt. Beide Hände auf der Innenseite des vorderen Fußes absetzen. E den Rücken strecken. Den hinteren Fuß aufsetzen, die Zehen diagonal eindrehen, ohne die Hüftposition zu verändern. E den Oberkörper und die Arme nach oben bringen. A die Hüften und den Oberkörper nach links zur Seite drehen. Die Arme auf Schulterhöhe senken, die Handflächen zeigen nach unten. Über den rechten Arm nach vorne blicken. Das vordere Bein strecken. A den Oberkörper nach rechts über das Bein neigen. Die rechte Hand auf dem Bein absetzen. E und den Oberkörper nach oben aufdrehen, den linken Arm nach oben strecken. Der Blick folgt. Die Haltungen ab dem Halbmond auf der linken Seite wiederholen. Abschließend zurück in die Berghaltung kommen.

HERBST-FLOW

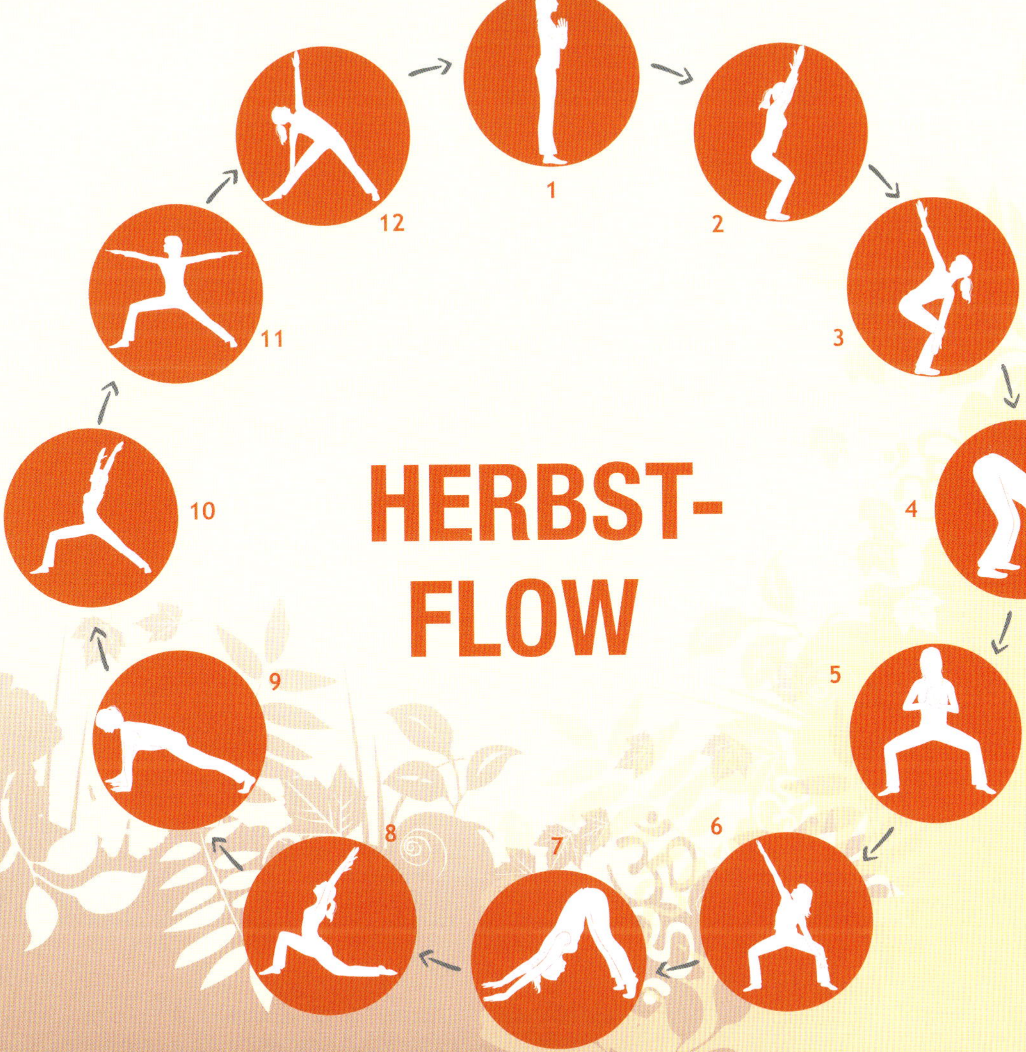

WAS BEDEUTET DER WINTER FÜR DEN KÖRPER?

Jede Jahreszeit bringt gewisse Umstellungen mit sich, aber den Winter empfinde ich als besondere Herausforderung. Draußen ist es kalt und drinnen läuft die Heizung auf Hochtouren – Immunsystem, Atemwege und Haut sind starken Belastungen ausgesetzt. Auch wenn es manchmal schwerfällt, erinnere ich mich immer wieder daran, genügend zu trinken.

Besonders zur Weihnachtszeit wird das Verdauungssystem stark beansprucht, denn manchmal lässt sich einfach nicht vermeiden, dass die eine oder andere Mahlzeit zu üppig und zu schwer ausfällt. Leichte, vitaminreiche Kost hilft, in der Zeit danach wieder Balance zu schaffen und die Abwehrkräfte zu stärken. Gezielte Yogaübungen wirken dabei unterstützend – ich integriere regenerative und kräftigende Übungen in mein Tagesprogramm.

WINTER

Ändere deine Gedanken
und du veränderst die Welt.
Indische Weisheit

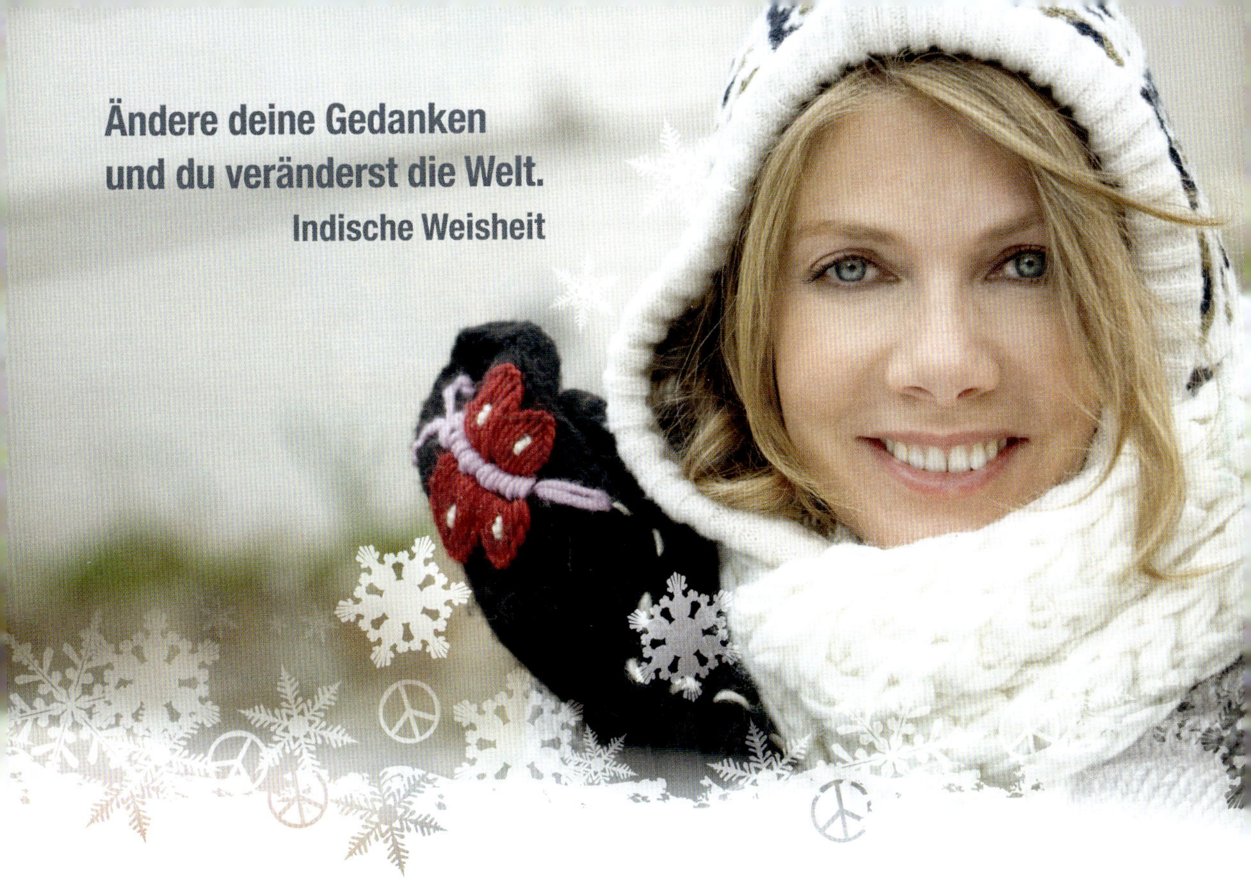

WINTER

ERNÄHRUNGSTIPPS FÜR DEN WINTER

Besonders in der kalten Jahreszeit esse und trinke ich möglichst immer warm. Die Mahlzeiten sollten nahrhaft und wärmend, aber nicht unbedingt schwer sein, denn durch die vielen Feiertage nehmen wir meistens eher zu viele Kalorien zu uns.

- Saisonales Gemüse wie Linsen, Bohnen, Kürbis, Kohl und Wurzelgemüse essen
- Gemüsesuppen und -eintöpfe wärmen von innen.
- Als wärmende und verdauungsfördernde Gewürze sind besonders Zimt, Kardamom, Nelken, Ingwer und Anis zu empfehlen.
- Beim Kochen hochwertige Öle verwenden

CHAI
(indischer Gewürztee)

Chai gehört für mich zu gemütlichen Winternachmittagen vor dem Kamin einfach dazu. Einen halben Liter Milch oder Sojamilch mit einem Viertel Liter Wasser mischen. Mit frisch geriebenem Ingwer (ein großes Stück), 12 Kapseln grünem Kardamom, 6 Nelken, 5 Sternanis, 2 Zimtstangen, 1 TL Pfefferkörner, 2 EL braunem Zucker 10 Minuten lang köcheln lassen. 2 EL losen oder 2 Beutel schwarzen Tee hinzugeben und auf kleinster Herdstufe noch mal 10 Minuten ziehen lassen. Anschließend filtern und nach Belieben mit Honig oder Zucker süßen.

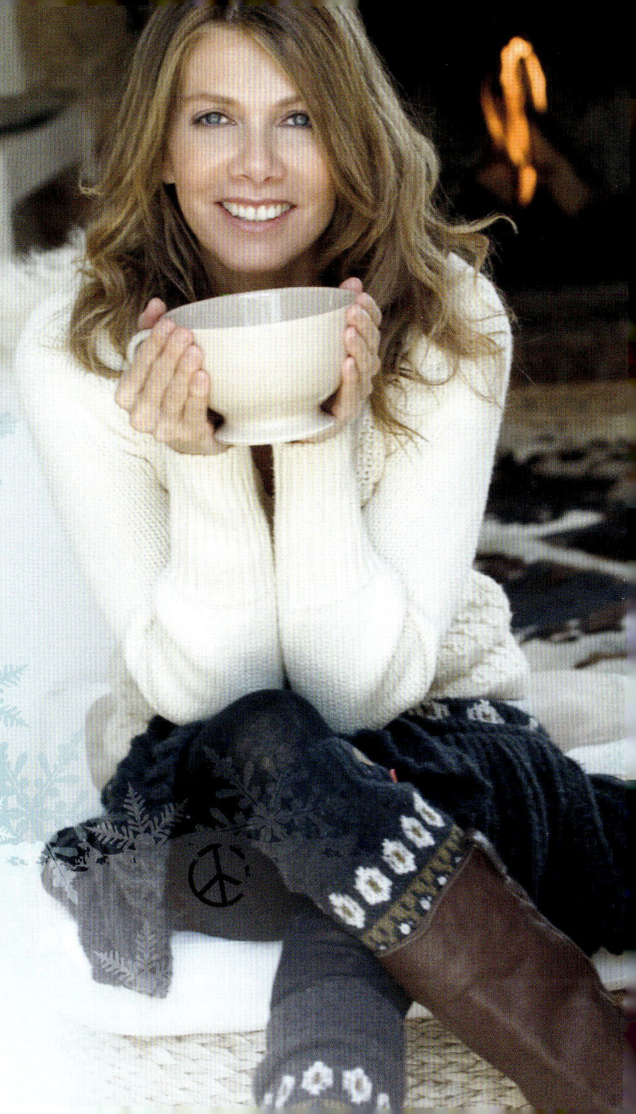

Das bringt's

Chai enthält eine Vielzahl an wärmenden und verdauungsfördernden Gewürzen. Einfach zwischendurch, vor oder nach den Mahlzeiten genießen!

1. BAUCHDREHUNG
(Jathara Parivartanasana-Variation)

So geht's

Auf dem Rücken liegen, die Knie zum Oberkörper heranziehen. Die Arme auf Höhe der Schultern zur Seite strecken, die Handflächen zeigen nach oben und beide Schultern liegen auf dem Boden. Ausatmen und die Knie nach rechts zum Boden senken, gegebenenfalls ein Kissen darunterlegen. Den Kopf nach links drehen. Einatmend die Wirbelsäule strecken, ausatmend tiefer in die Drehung sinken. Einige Atemzüge lang halten und anschließend die Seiten wechseln.

Das bringt's

Mobilisiert die Wirbelsäule. Wirkt verdauungsfördernd.

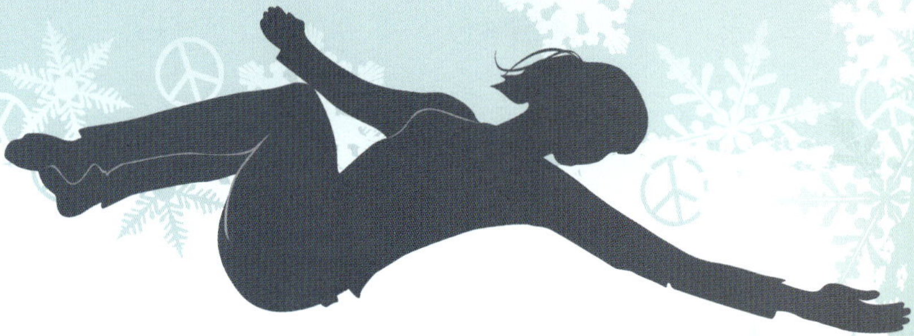

1. BAUCHDREHUNG
(Jathara Parivartanasana-Variation)

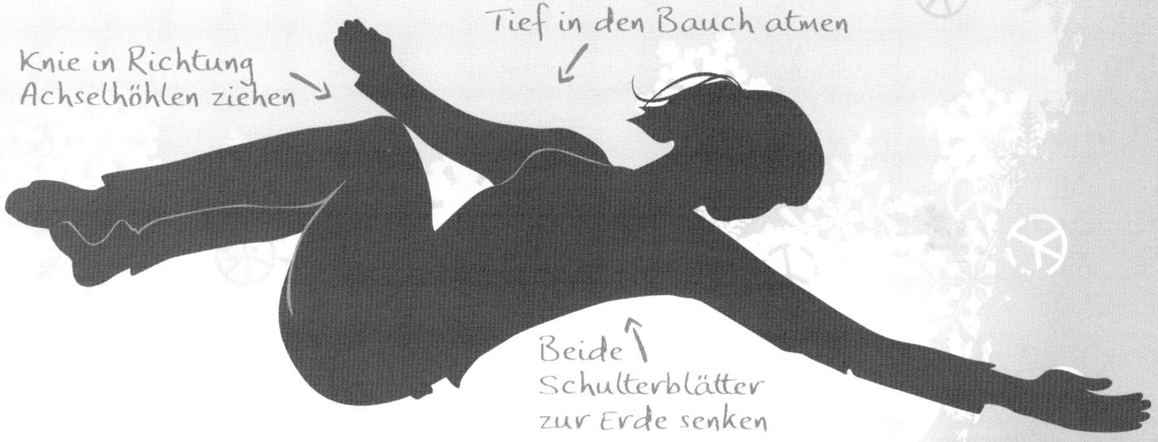

2. SCHMETTERLING-VARIATION
(Supta Baddha Konasana)

So geht's

In Rückenlage die Beine aufstellen und die Fersen nahe zum Gesäß bringen. Ausatmend die Knie beidseitig nach außen zum Boden sinken lassen. Die Fußsohlen aneinanderlegen und die Arme schräg vom Körper mit den Handflächen nach oben ablegen. Mit jeder Einatmung das Steißbein nach unten verlängern und mit jeder Ausatmung Knie und Hüften loslassen – bei Bedarf können hier zur Unterstützung zwei Kissen unter die Knie gelegt werden. Einige Atemzüge halten.

Das bringt's

Dehnt Leisten und Hüften. Kann Bauch- und Menstruationsschmerzen lindern.

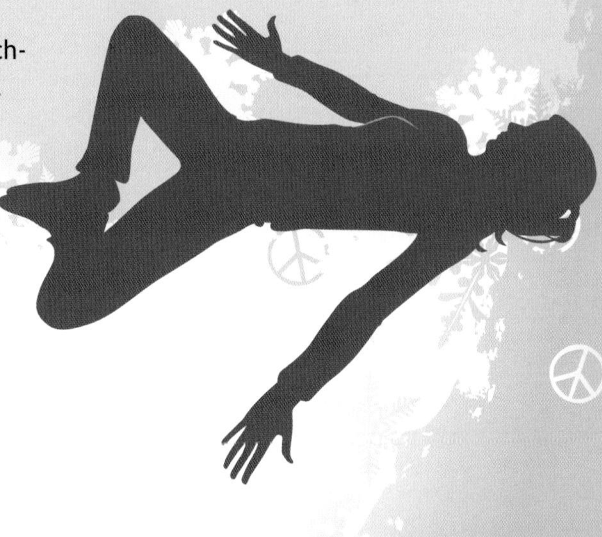

2. SCHMETTERLING-VARIATION
(Supta Baddha Konasana)

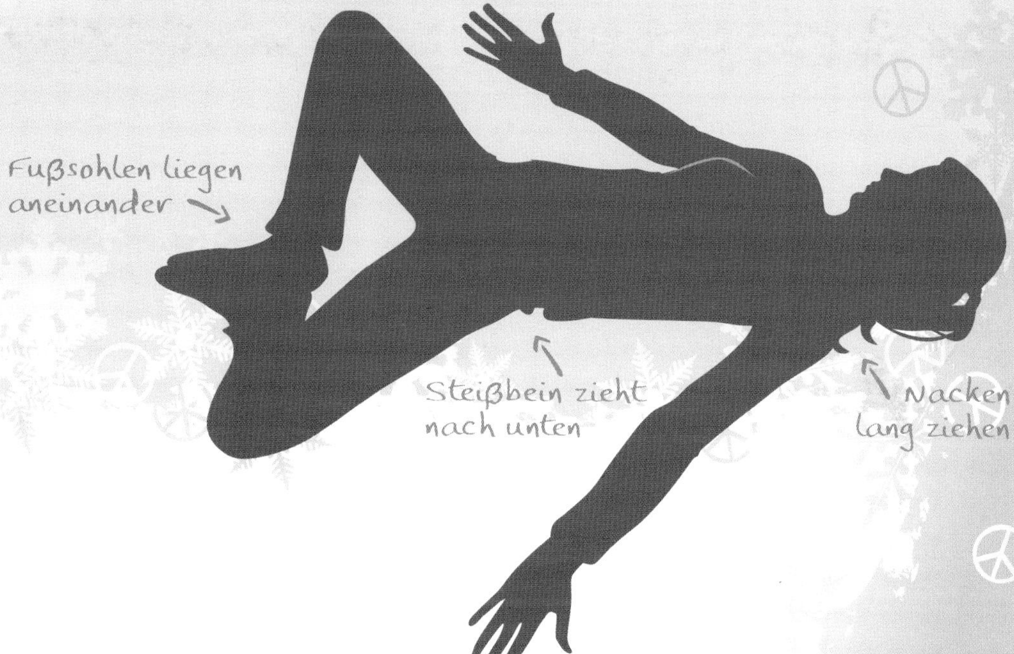

3. STOCKHALTUNG IM LIEGEN
(Dandasana-Variation)

So geht's
In Rückenlage die Beine senkrecht nach oben strecken. Die Arme liegen neben dem Oberkörper, die Handflächen zeigen zur Erde. Einatmend die Zehen nach unten ziehen und die Fersen nach oben schieben. Ausatmend den unteren Rücken in den Boden drücken; zur Unterstützung kann auch eine gefaltete Decke unter den Po gelegt werden. Für einige Atemzüge halten.

Das bringt's
Dehnt die Beinrückseiten.
Kräftigt die Bauchmuskulatur.
Entlastet die Venenklappen.

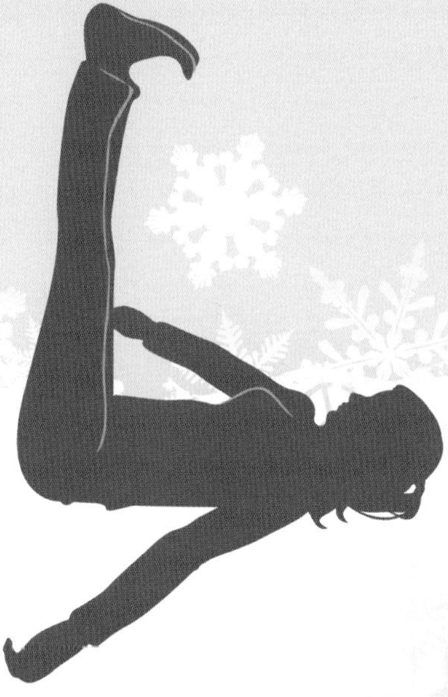

3. STOCKHALTUNG IM LIEGEN
(Dandasana-Variation)

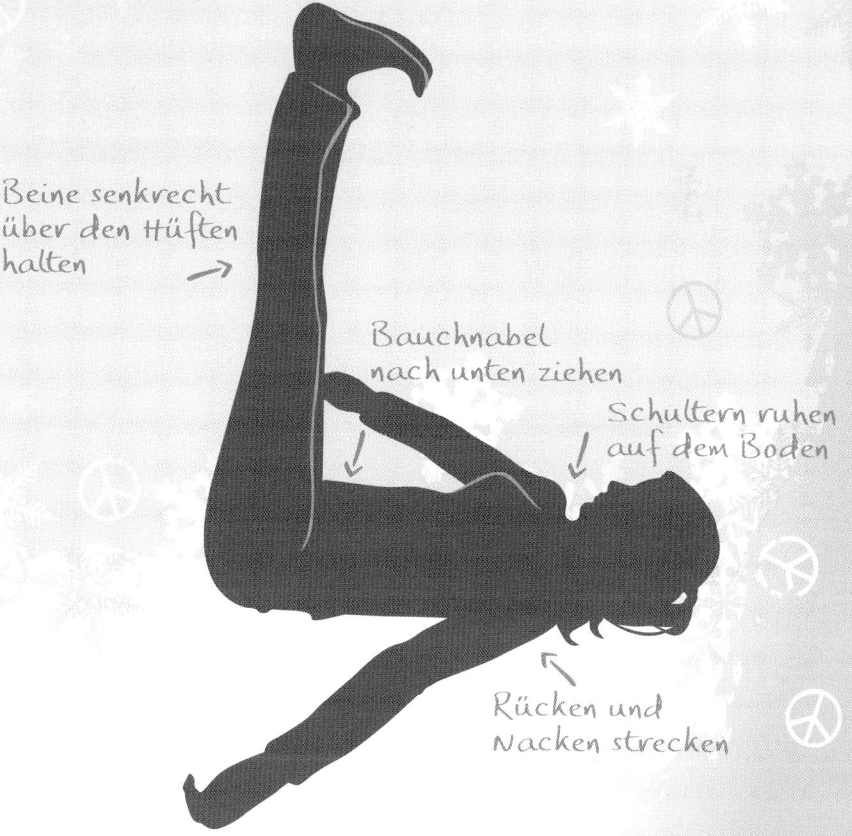
Beine senkrecht über den Hüften halten
Bauchnabel nach unten ziehen
Schultern ruhen auf dem Boden
Rücken und Nacken strecken

4. GRÄTSCHE IN DER LUFT
(Upavishta Konasana-Variation)

So geht's

Mit senkrecht nach oben gestreckten Beinen auf dem Rücken liegen. Mit einer Ausatmung die Beine in der Luft weit grätschen. Die Beine auf einer Linie mit dem Hüftgelenk halten, gegebenenfalls mit den Händen nachhelfen. Die Zehen zum Körper ziehen. Mit jeder Ausatmung die Beine stärker nach außen sinken lassen. Darauf achten, dass die gesamte Wirbelsäule durch die Übung flach auf dem Boden liegt. Nach einigen Atemzügen die Beine mithilfe der Hände schließen.

Das bringt's

Dehnt Hüften und Leisten. Kräftigt die Bauch- und Beinmuskulatur.

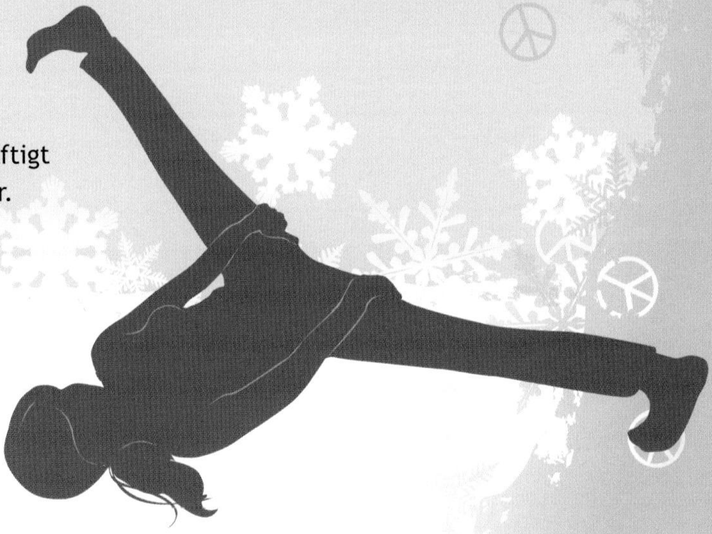

4. GRÄTSCHE IN DER LUFT
(Upavishta Konasana-Variation)

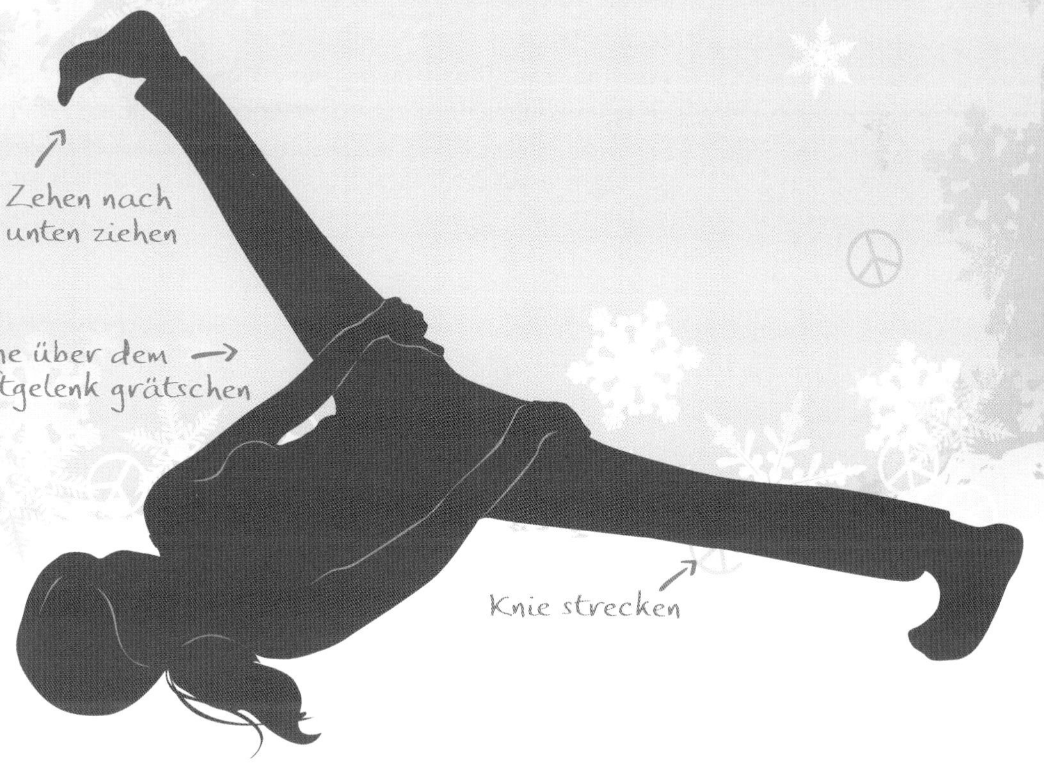
Zehen nach
unten ziehen
Beine über dem
Hüftgelenk grätschen
Knie strecken

5. HAPPY BABY
(Ananda Balasana)

So geht's
Mit gebeugten und leicht geöffneten Beinen auf dem Rücken liegen, die Knie zeigen zum Brustkorb. Die Arme zwischen den Beinen durchstrecken, die Knie sind außen neben den Ellbogen. Die Handgelenke vor die Knöchel legen und mit den Händen an die Fußaußenkante fassen. Ausatmend mit den Händen die Füße nach unten ziehen und die Knie am Oberkörper vorbei nach unten beugen. Einatmend den unteren Rücken und das Steißbein verlängern. Die gesamte Wirbelsäule flach auf den Boden drücken. Einige Atemzüge lang halten.

Das bringt's
Dehnt Hüfte und Leisten. Streckt die Wirbelsäule.

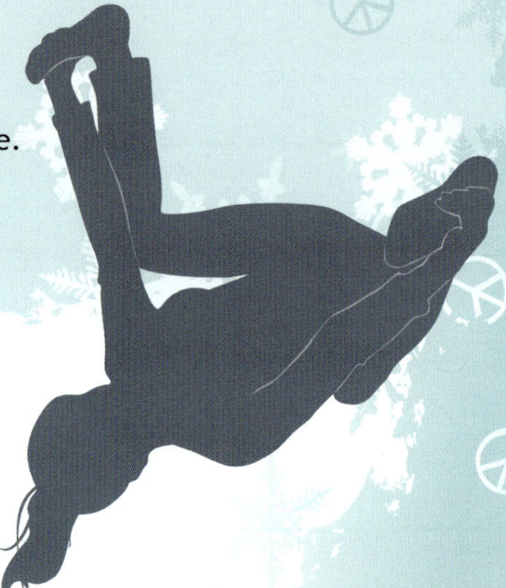

5. HAPPY BABY
(Ananda Balasana)

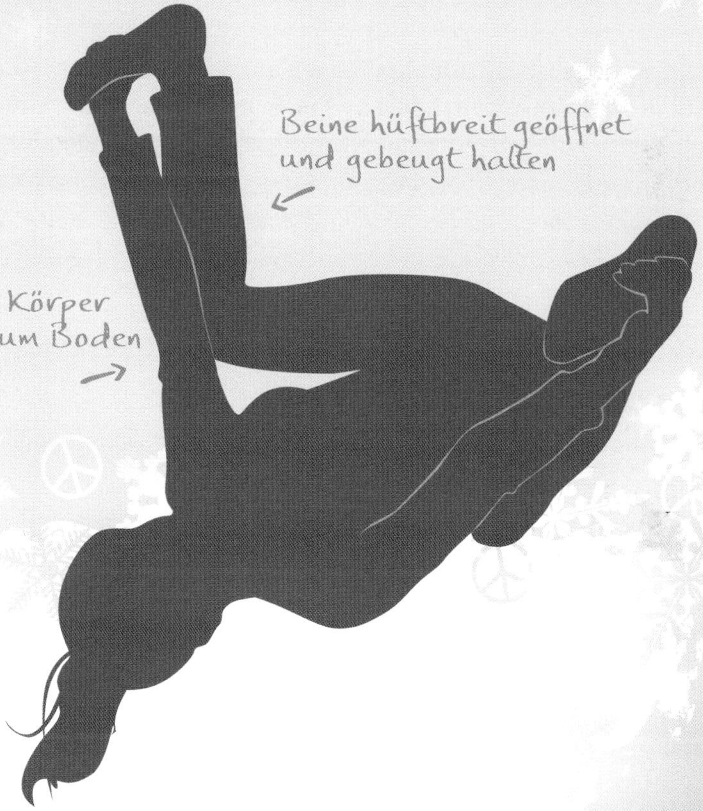

6. BEINSTRECKUNG
(Supta Padangushtasana)

So geht's

Ausgestreckt auf dem Rücken liegen, das rechte Bein beugen und zum Brustkorb heranziehen. Mit den Händen von hinten an den rechten Ober- oder Unterschenkel fassen und ausatmend das Bein nach oben ausstrecken. Wenn das zu schwierig ist, kann man als Armverlängerung einen Gurt oder ein Handtuch um die Zehenballen legen und beide Enden möglichst nah am Bein mit den Händen greifen. Mit jeder Einatmung das gehobene Bein durch die Ferse etwas mehr strecken und mit jeder Ausatmung das Bein näher zum Kopf ziehen. Für einige Atemzüge halten, dann die Seiten wechseln.

Das bringt's

Dehnt die Beinrückseiten, Hüfte und Leisten. Kräftigt die Knie. Wirkt verdauungsfördernd.

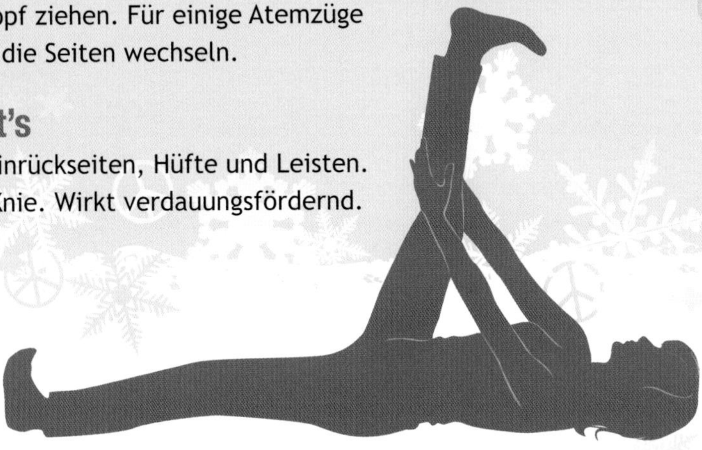

6. BEINSTRECKUNG
(Supta Padangushtasana)

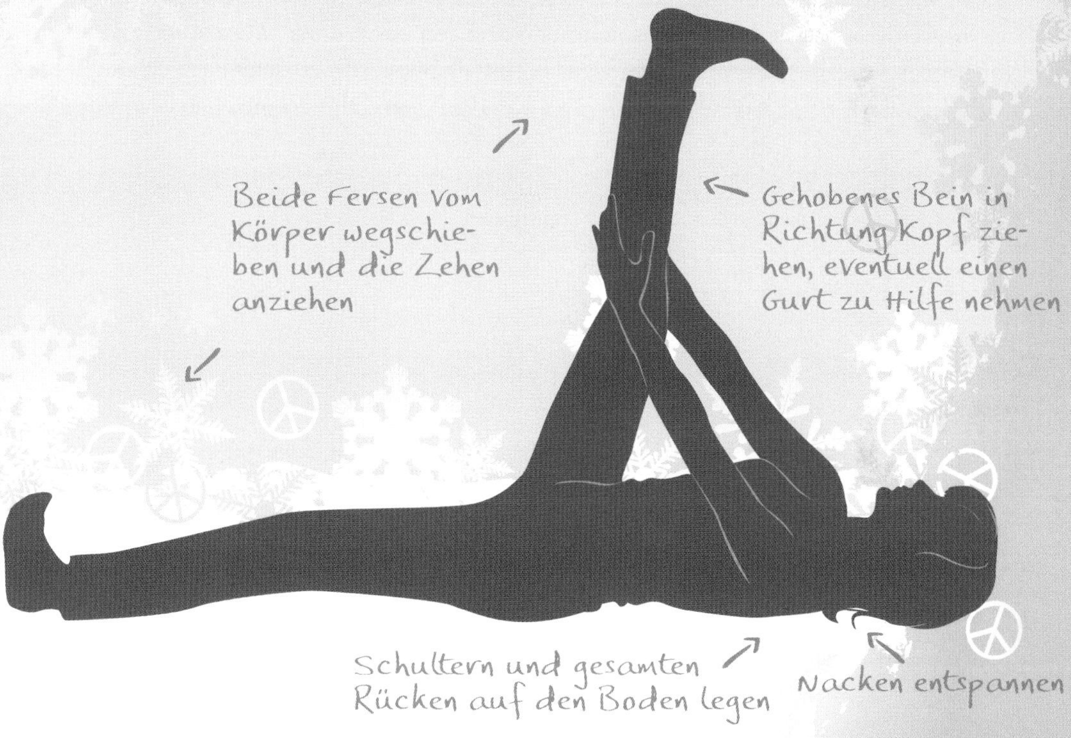
Beide Fersen vom Körper wegschieben und die Zehen anziehen
Gehobenes Bein in Richtung Kopf ziehen, eventuell einen Gurt zu Hilfe nehmen
Schultern und gesamten Rücken auf den Boden legen
Nacken entspannen

7. BAUCHÜBUNG

So geht's

Auf dem Rücken liegen. Die Knie senkrecht über das Becken und die Unterschenkel parallel über die Erde heben. Die Zehen heranziehen. Einatmend die Finger im Nacken verschränken und die Schultern und den Kopf heben. Den unteren Rücken fest auf den Boden drücken. Ausatmend das rechte Bein diagonal ausstrecken und das linke Knie zur Nase beugen. Für drei Atemzüge halten. Auf der anderen Seite wiederholen.

Das bringt's

Kräftigt die Bauchmuskeln. Stärkt die Körpermitte. Fördert das Durchhaltevermögen.

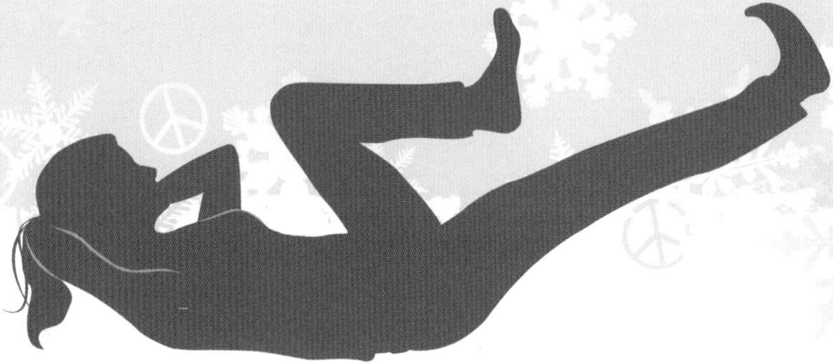

7. BAUCHÜBUNG

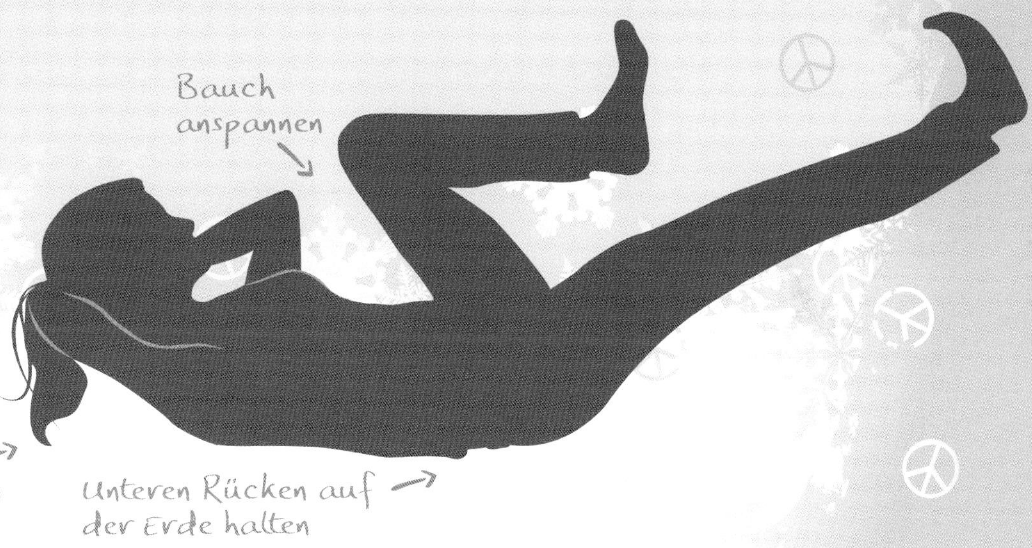

8. DIAMANTSITZ
(Baddha Konasana-Variation)

So geht's

Im Sitzen die Beine in eine Rautenform bringen. Dabei berühren sich die Fußsohlen, und die Knie fallen nach außen; bei Bedarf kann man Kissen darunterlegen. Die Sitzknochen in die Erde schieben. Mit den Händen von außen an die Füße fassen. Einatmend den Rücken strecken und den Oberkörper nach vorne beugen, auch hier kann gegebenenfalls ein Kissen untergelegt werden. Ausatmend die Stirn in Richtung Fersen senken. Acht Atemzüge lang halten.

Das bringt's

Dehnt Hüfte und Beinrückseiten. Streckt den Rücken.
Ermöglicht den Rückzug und Blick nach innen.

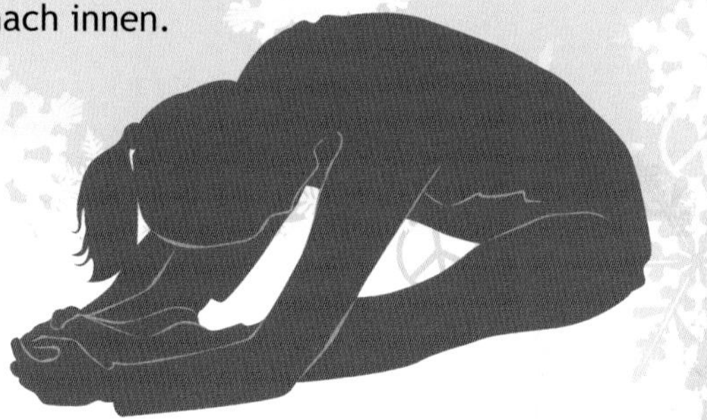

8. DIAMANTSITZ
(Baddha Konasana-Variation)

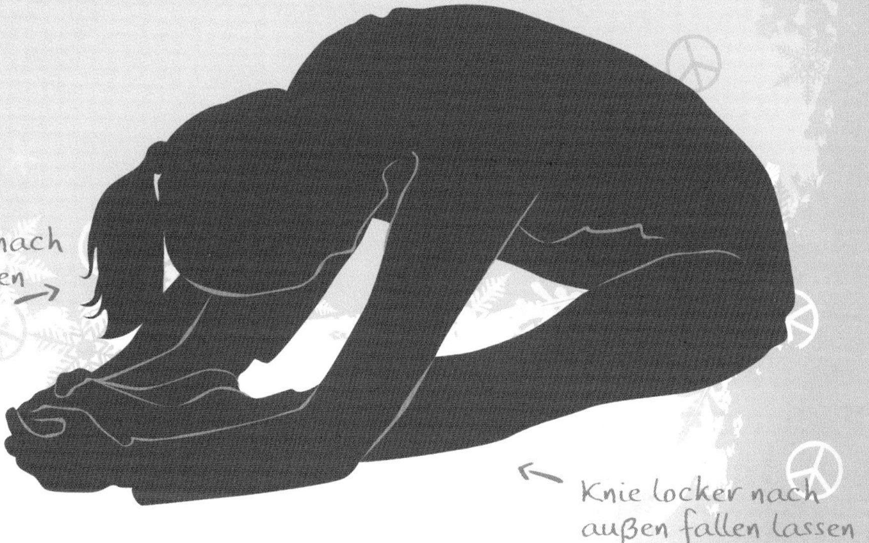

9. KOPF-ZUM-KNIE-STELLUNG
(Paschimottanasana)

So geht's

Mit ausgestreckten Beinen auf der Matte sitzen, die Zehen zeigen zum Körper. Einatmend die Arme über den Kopf heben und den Rücken strecken. Ausatmend im Hüftgelenk nach vorne kippen und mit geradem Rücken über die Beine beugen. Mit den Händen an die Zehen oder Schienbeine fassen oder als Armverlängerung einen Gurt oder ein Handtuch um die Zehenballen legen. Mit jeder Einatmung die Wirbelsäule verlängern und mit jeder Ausatmung vom Bauch aus etwas tiefer über die Beine sinken. Für acht Atemzüge halten.

Das bringt's

Dehnt die gesamte Körperrückseite. Wirkt verdauungsfördernd und verbessert die Nierenfunktion. Ermöglicht den Rückzug nach innen.

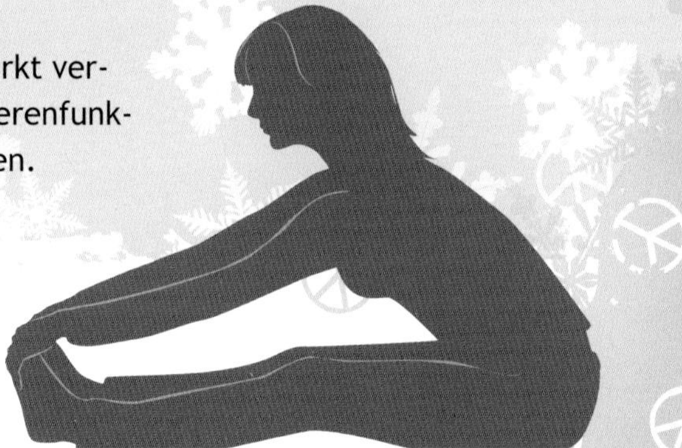

9. KOPF-ZUM-KNIE-STELLUNG
(Paschimottanasana)

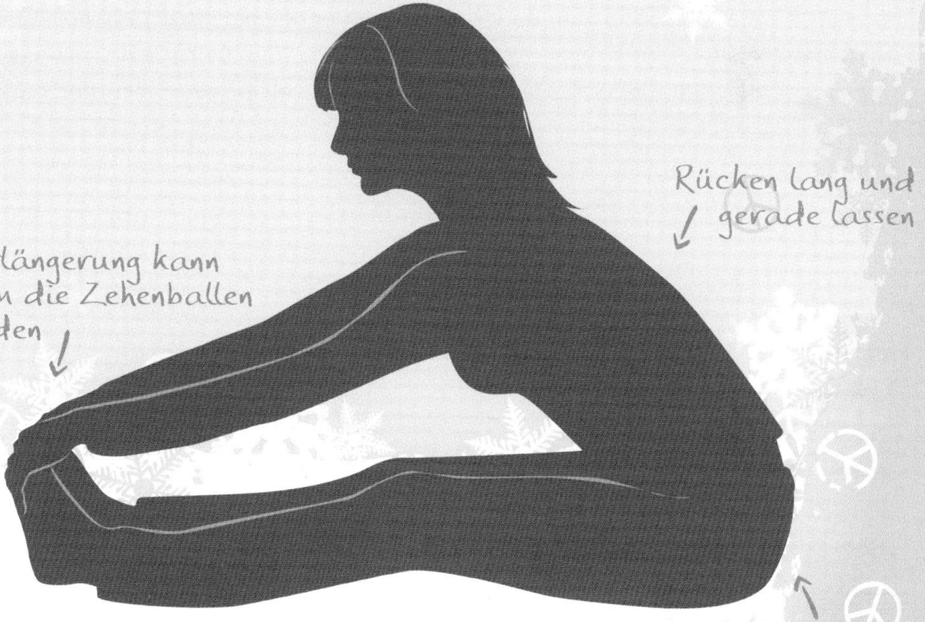

10. PFLUG
(Halasana-Variation)

So geht's

Auf dem Rücken liegen, die Handflächen zeigen zur Erde. Einatmend die Beine und das Becken mit etwas Schwung nach oben über den Brustkorb heben. Die Hände an den unteren Rücken bringen, die Fingerspitzen zeigen nach oben. Die Oberarme und Ellbogen parallel zueinander positionieren. Einatmend die Beine über den Kopf nach hinten strecken, die Zehen zum Kopf ziehen; Anfänger sollten die Übung zuerst mit angewinkelten Knien versuchen. Mit jeder Einatmung den Rücken verlängern und die Brust zum Kinn schieben, mit jeder Ausatmung die Beine etwas mehr senken. Eventuell die Arme auf dem Boden ablegen. Sechs bis acht Atemzüge lang halten. Geübte können versuchen, die Zehen abzusetzen und die Finger hinter dem Rücken zu verzahnen.
Frauen sollten diese Asana während ihrer Periode bitte nicht üben.

Das bringt's

Streckt die Wirbelsäule. Dehnt die Beinrückseiten. Wirkt verdauungsfördernd. Vermutet wird ein positiver Einfluss auf Drüsen, Hormon- und Lymphsystem.

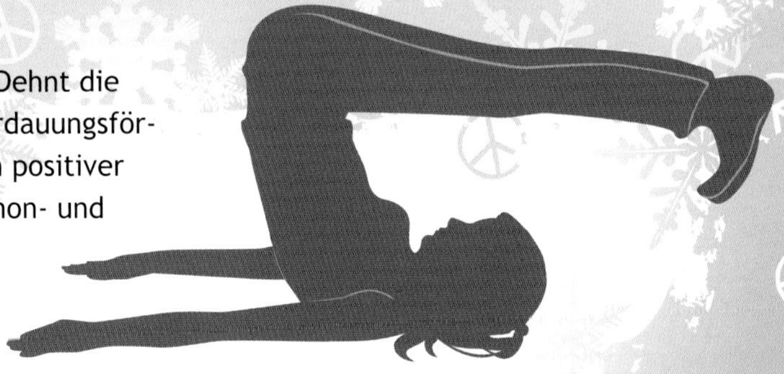

10. PFLUG
(Halasana-Variation)

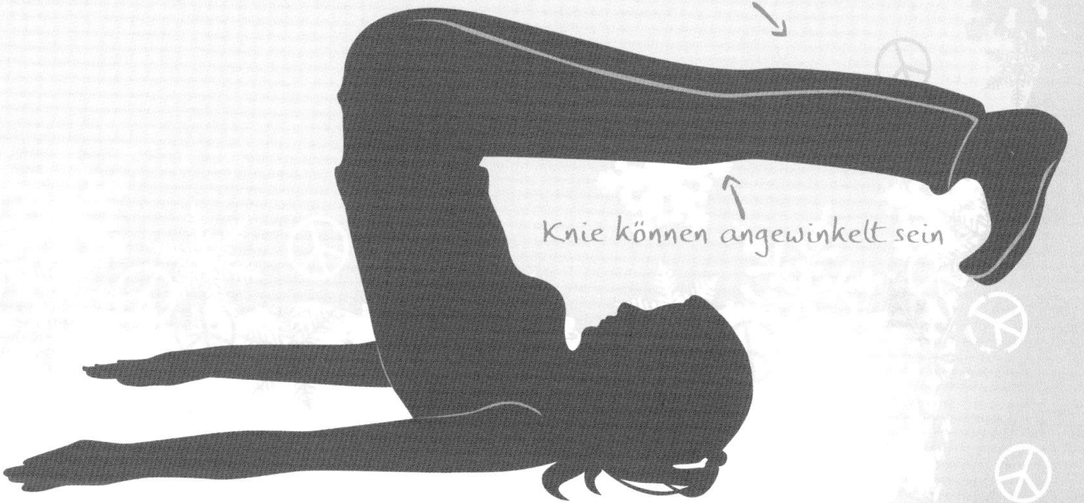

11. UNTERSTÜTZTER SCHULTERSTAND
(Salamba Sarvangasana)

So geht's
In den Pflug (siehe vorherige Übung) kommen, jedoch die Knie gebeugt lassen. Die Hände unterstützen den unteren Rücken. Ausatmend die Beine zur Decke strecken. Den Brustkorb zum Kinn bringen und den Blick nach oben richten, damit Kopf und Nacken gerade und lang bleiben. Mit jeder Einatmung den Rücken mehr aufrichten, mit jeder Ausatmung bewusst alle Muskeln entspannen, die in der Position nicht gebraucht werden. Etwa acht Atemzüge lang halten.
Frauen sollten diese Asana während ihrer Periode bitte nicht üben.

Das bringt's
Streckt die Wirbelsäule. Entlastet die Venen. Wirkt verdauungsfördernd. Vermutet wird ein positiver Einfluss auf Drüsen, Hormon- und Lymphsystem. Hilft angeblich bei Erkältungskrankheiten und Kopfschmerzen. Soll verjüngend wirken.

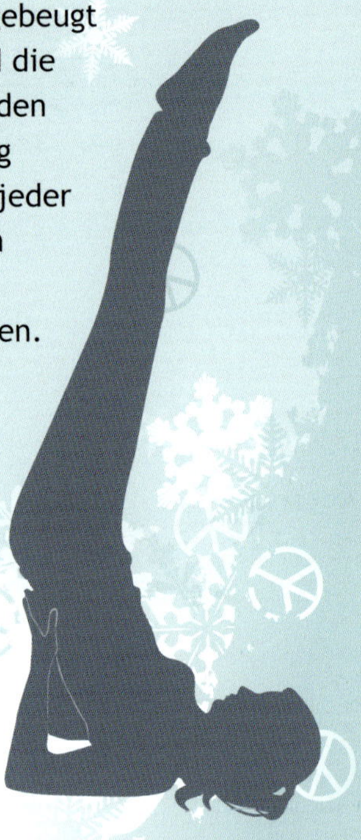

11. UNTERSTÜTZTER SCHULTERSTAND
(Salamba Sarvangasana)

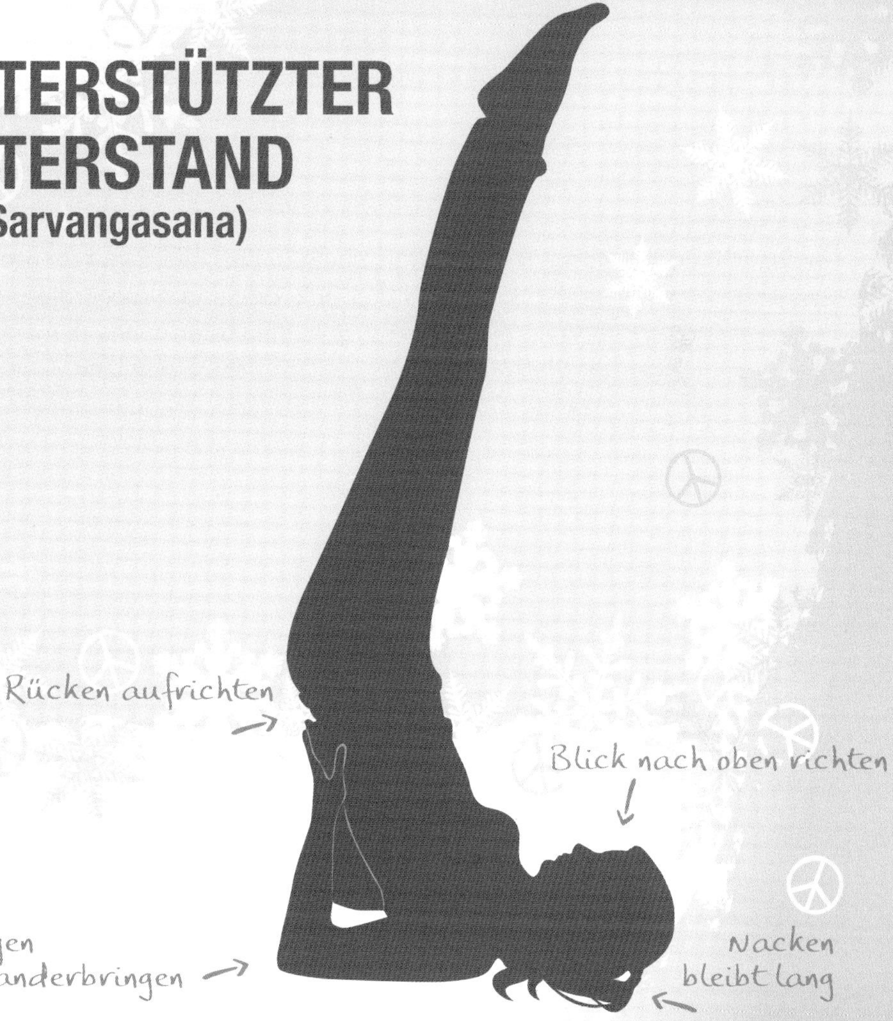
Rücken aufrichten
Blick nach oben richten
Ellbogen zueinanderbringen
Nacken bleibt lang

12. SCHULTERBRÜCKE
(Setu Bandha Sarvangasana)

So geht's

Mit aufgestellten Beinen auf dem Rücken liegen, die Arme ausstrecken und mit den Handflächen nach unten zeigen. Die Füße auf Hüftbreite aufstellen und die Fersen nah zum Gesäß bringen. Einatmend das Becken weit nach oben heben. Die Schultern bleiben auf der Erde, das Brustbein bewegt sich zum Kinn, der Blick ist nach oben gerichtet, damit Kopf und Nacken lang bleiben. Die Füße drücken gegen die Erde. Mit jeder Einatmung das Becken mehr heben und den Brustkorb öffnen, mit jeder Ausatmung den unteren Rücken verlängern. Einige Atemzüge halten.

Das bringt's

Kräftigt die Beine und das Gesäß. Öffnet den Brustkorb. Dehnt Nacken und Schultern. Wirkt beruhigend.

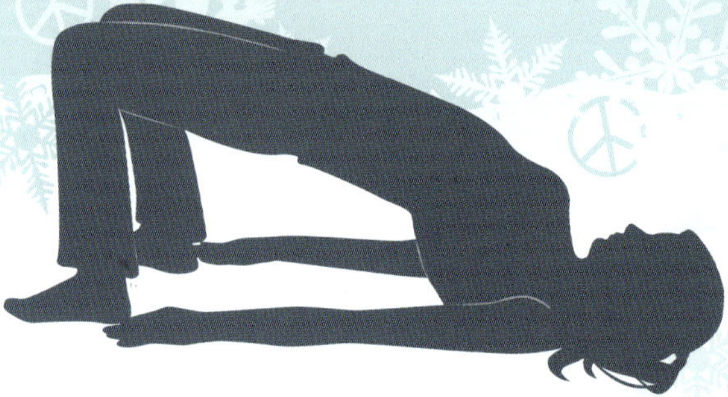

12. SCHULTERBRÜCKE
(Setu Bandha Sarvangasana)

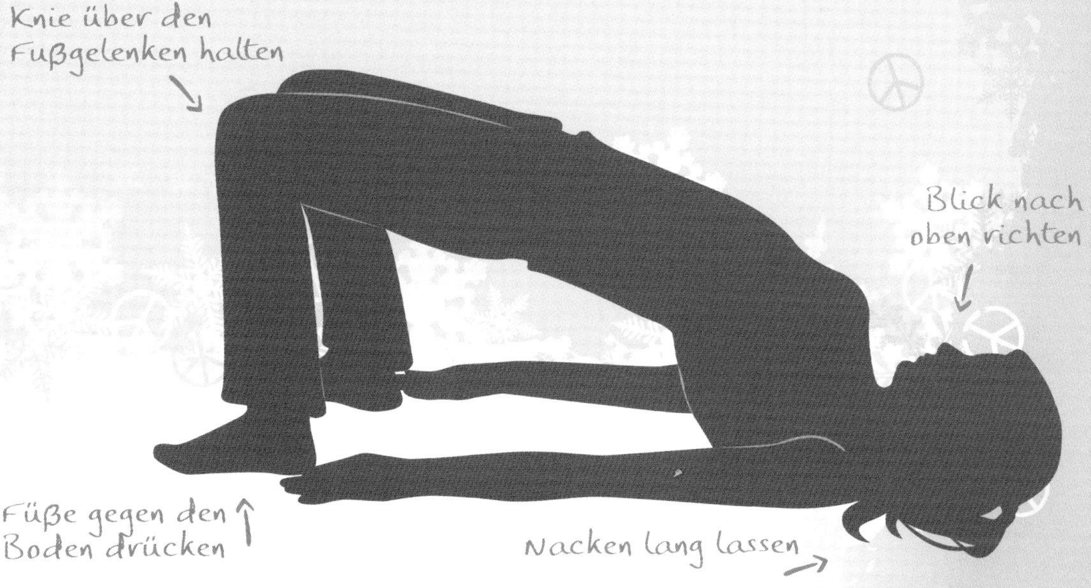

TRATAK
(Meditation mit einer Kerzenflamme)

Etwa einen halben Meter von einer brennenden Kerze in einen bequemen Sitz mit gekreuzten Beinen kommen. Die Augen schließen und einige Male ruhig und tief atmen. Die Augen öffnen und die Kerzenflamme fixieren, bis ein Blinzeln nicht mehr zu vermeiden ist. Jetzt die Augen schließen und vor dem inneren Auge – am Punkt zwischen den Augenbrauen – die Kerzenflamme visualisieren. Sobald die „innere" Flamme erlischt, die Augen wieder öffnen. Diese Übung mehrmals wiederholen.

Das bringt's

Diese Übung mache ich immer dann, wenn mein Geist ruhelos ist. Durch die Konzentration auf einen Punkt kommen nicht nur die Augen, sondern auch die Gedanken zur Ruhe. Hinterher fühle ich mich immer ganz wach und aufmerksam.

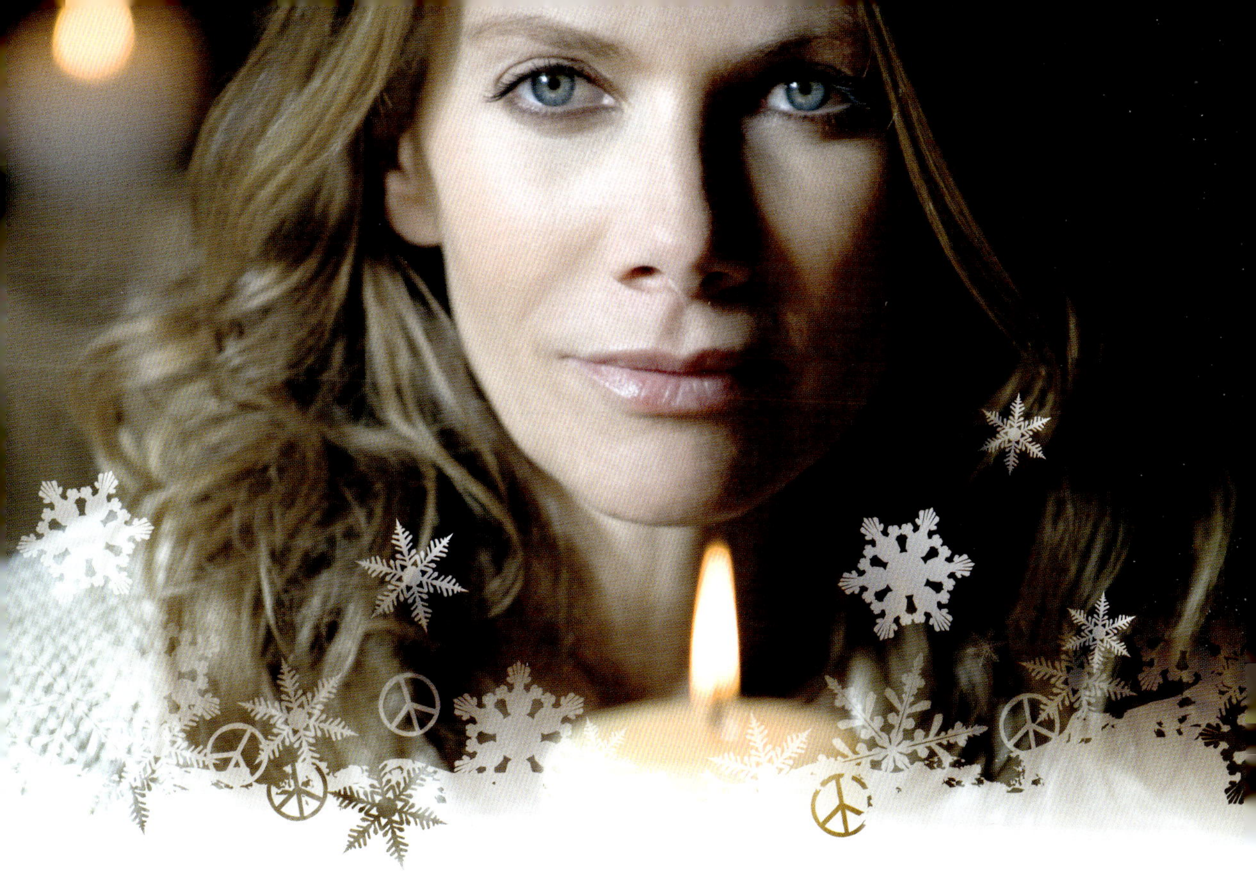

TRATAK

Meditation mit einer Kerzenflamme

WINTER-FLOW:

E = einatmend
A = ausatmend

Auf dem Rücken E die Knie zur Brust ziehen und die Arme seitlich ausbreiten. A die Knie nach rechts zum Boden senken und zum linken Arm blicken. E die Knie zurück zur Mitte bringen. Auf beiden Seiten mehrmals wiederholen. Die Fußsohlen zusammen und die Fersen nah zum Gesäß bringen. Die Knie nach außen fallen lassen. Zehn Atemzüge lang halten. A die Beine senkrecht nach oben strecken. E die Fersen wegschieben und die Zehen zum Körper ziehen. A den unteren Rücken gegen den Boden drücken. Acht Atemzüge lang halten. A die Beine weit grätschen, die Zehen nach unten ziehen. E die Beine schließen und A wieder öffnen. Etwa zehnmal wiederholen. A die Knie tief beugen und mit den Händen an die Fußaußenkanten fassen. E den Rücken strecken und A die Beine zum Boden ziehen. Die Beine nach oben strecken. A das rechte Bein gestreckt zum Boden senken, E zurück nach oben führen. A das linke Bein senken und E heben. Zehnmal im Wechsel üben. Beide Knie beugen und über den Hüften halten, die Waden sind dabei parallel zur Erde. E Brustkorb, Kopf und Arme anheben. A das rechte Bein diagonal ausstrecken und das linke Knie zur Nase ziehen. Die Seiten wechseln und zehnmal auf beiden Seiten wiederholen. Zum Sitzen aufrollen und die Beine in eine Rautenform bringen. A über die Beine beugen. Acht Atemzüge halten. Die Beine nach vorne ausstrecken. A mit langem Rücken über die Beine beugen und die Zehen oder Schienbeine fassen. Etwa acht Atemzüge lang halten. A mit Schwung auf den Rücken zurückrollen und die gestreckten Beine in der Luft über dem Kopf halten. Mit den Händen den unteren Rücken unterstützen. Acht Atemzüge halten und dann die Beine für acht Atemzüge nach oben strecken. Wirbel für Wirbel aus der Position rollen und die Beine aufstellen. E das Becken nach oben heben und das Brustbein zum Kinn bringen. A Wirbel für Wirbel abrollen. Dynamisch üben und etwa fünfmal wiederholen.

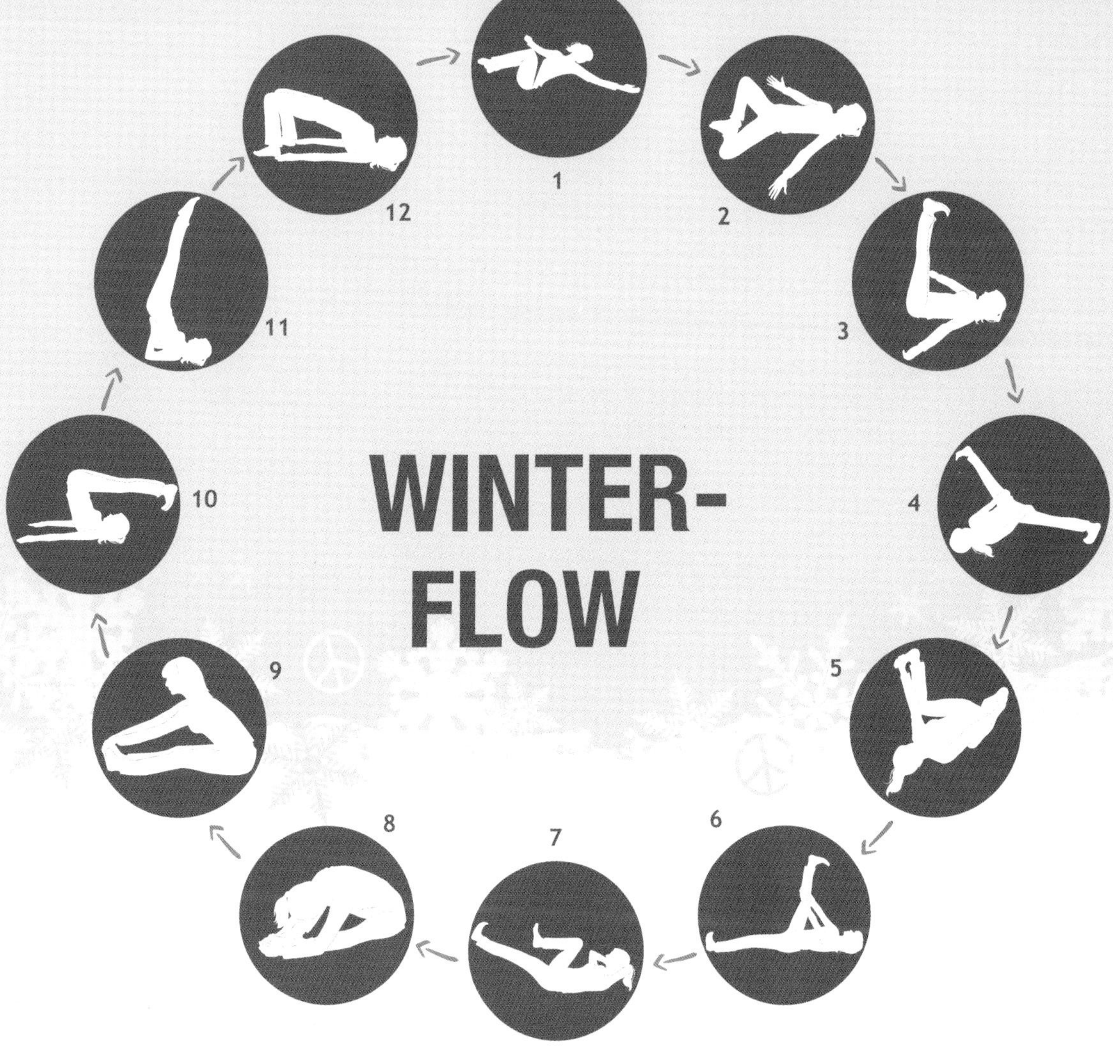
WINTER-
FLOW
1
2
3
4
5
6
7
8
9
10
11
12

Mein tiefster Dank …

… geht an alle, die mir bei der Entstehung und Umsetzung dieses Projektes beigestanden haben, insbesondere Verena Hertlein, Romy Pohl, Björn Kommerell, Ingrid Bräuer, Julia Fuchshuber und Jens Puppe.

Impressum

Die Ratschläge und Übungen in diesem Buch wurden von der Autorin und vom Verlag sorgfältig erwogen und geprüft, dennoch kann eine Garantie nicht übernommen werden. Eine Haftung der Autorin bzw. des Verlags und seiner Beauftragten für Personen-, Sach- und Vermögensschäden ist ausgeschlossen.

Die Wire-O®-Spirale wurde aus recyceltem Hartmetall hergestellt.

FSC
Mix
Produktgruppe aus vorbildlich bewirtschafteten Wäldern, kontrollierten Herkünften und Recyclingholz oder -fasern
Zert.-Nr. DNV-COC-000065
www.fsc.org
© 1996 Forest Stewardship Council

Unter Mitarbeit von Verena Hertlein
Illustrationen: Ingrid Bräuer
Fotografien: Björn Kommerell
Gestaltung: Romy Pohl
Printed by Tien Wah Press
ISBN 978-3-7607-6340-8

www.arsedition.de